メディカルスタッフのための

基礎からわかる

人間関係論

神奈川大学人間科学部人間科学科 准教授　**山蔦圭輔**　著
大妻女子大学人間関係学部人間関係学科 准教授　**本田周二**

南 山 堂

まえがき

　時代が変わり，社会的な課題も変化し，私たちに求められることも多様化・複雑化しています．こうしたなか，人間関係を築くうえで求められることも大きく変化しています．医療機関における人間関係は，患者・患者家族との関係，他職種との関係，上司や同僚，部下や後輩との関係など，縦にも横にも広がる関係といえます．特に，多職種連携が求められ，専門性の異なるスペシャリストどうしが円滑な関係を築くことは，現代の医療現場では必要不可欠です．

　本書では，主にメディカルスタッフやメディカルスタッフを目指す人々を対象に，人間関係をよりよく理解することを目指し，臨床心理学や社会心理学，またその周辺領域における基礎的な知識・理論をまとめました．医療系教育機関における「人間関係論」などの科目のほか，院内研修や勉強会などでの使用を想定した，全15章で構成されています．内容は，人間の理解を促進するもの（対人認知やパーソナリティの理解，感情や葛藤・欲求不満，モティベーションの理解など）やコミュニケーションの理解を促進するもの（コミュニケーションのチャネルや援助行動，ソーシャルサポートなど），集団・組織をよりよく成長させるもの（ストレスやカウンセリング，リーダーシップやコーチングなど）など多岐に渡りますが，臨床現場において知っておきたい知識・理論を凝縮し，紹介しています．

　また，学んだ内容を外在化し，より深い理解を促すため，各章末にワークを設けました．講義や研修などでは60分程度のレクチャーの後に15〜30分程度，自己学習では各章を通読した後に，ワークを用いた学習をすることを想定しています．ワークを通じて，本書の内容を楽しく，また身近なこととして吸収していただければ幸いです．

　本書で紹介する知識や理論は，一般的なものも多分に含みますが，医療現場における幅広く複雑な人間関係を考えるうえで役立つものです．人間そのものを十分に理解し，また人間の交流を理解し，人間が存在する環境を理解することで，メディカルスタッフとして"よりよく生きる"ための土台づくりができることを願っております．また，毎日忙しく勉強や仕事に取り組むなかで，いろいろな課題に直面したとき，ぜひ，客観性・一般性をもった先人たちの知恵（本書で紹介するような各種研究成果や実践的知見）を借りてください．課題解決におおいに役立つと思います．

さて，2020年6月にはパワハラ防止法（労働施策の総合的な推進並びに労働者の雇用の安定及び職業生活の充実等に関する法律）が施行されました．こうした法律は，医療機関に限らず，あらゆる労働者の労働環境やメンタルヘルスを守るものといえますが，こうした法律をつくる必要に迫られている現実をみると，職場の人間関係やストレスの問題など，これからも改善・解決を促す必要があることを強く認識せざるを得ません．筆者は医療機関で職員相談を担当していますが，そこにはメンタルヘルスの不調や人間関係の問題，部下のマネジメントの問題など，さまざまな困りごとが持ち込まれます．しかし，パワハラなどをはじめとするハラスメントに関する訴えは，いざ退職を決意したときに意を決して申し出るケースや，誰にも伝えられずに，状況的にも心理的・身体的にも重篤になってはじめて申し出るケースなど，積極的に訴えることができないもののようにも感じます．ハラスメントの問題は，一言で表現することができない組織と個人の問題が複雑に絡み合っており，ここでも人間関係を理解すること，調整することが求められます．

　2020年3月にWHOから新型コロナウイルス感染症のパンデミックが宣言されて1年，私たちの生活様式も大きく変化し，医療機関やメディカルスタッフに求められる要求もこれまで以上のものとなっています．冒頭で「人間関係を築くうえで求められることも大きく変化する」と述べましたが，変化しないこともたくさんあります．それは，「思いやり」や「純粋さ」なのではないでしょうか．他者と自身を大切に想い，バイアスをかけることなく自然で純粋な関係性は，今も昔も変わらず大切な要素なのだと思います．

　最後になりましたが，南山堂の松村みどりさんには大変お世話になりました．「メディカルスタッフの人間関係」というテーマにご賛同いただき，たくさんのアドバイスをいただいたことを深くお礼申し上げます．

　毎日の生活が，私たちにとって素敵なものになりますように．

2021年3月

著者を代表して　山蔦圭輔

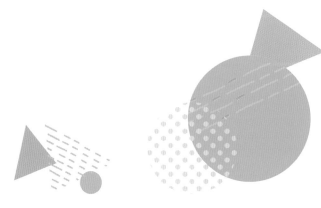

Contents

1

人間関係とは

私たちが生活するなかで，他者との関係を避けて通ることはできません．これは，プライベートな日常生活であっても，職業生活を送るなかであっても同様です．人間関係を築くことなく生活を送ることができない状況で，この人間関係を私たちはどのようにとらえ，どのように変化（発達）させていくのか十分に理解する必要があります．

また，特に医療機関において，患者や患者家族，同僚や他職種との関係を築くとき，専門職として何ができるか，さらに，チーム医療の枠組みで，チームの一員となり，多職種連携のもと，専門性を発揮することが求められるとき，専門職としてどのような役割を果たすことができるか熟慮することも必要でしょう．

本章では，人間関係とは何かを理解し，心理学領域やその周辺領域における人間関係に関わる研究を概観することを目的とします．

① 人間関係とコミュニケーション

❶ 人間関係におけるコミュニケーション

人間関係という言葉は，一般的にも使用される言葉であり，対人関係とよばれることもあります．人間関係は，自己と他者との相互関係のなかで構築される関係性を指します．そして，自己と他者との相互関係のなかで生じるものが**コミュニケーション**です．

❶コミュニケーションとは

コミュニケーション（communication）の語源は，communis「共有する，共通する」であるとされ，コミュニケーションとは，他者と情報を共有することを指すといえるでしょう．他者と共有する情報とは，単に「記号的」「文字的」な情報のみならず，情動（感情）を意味合いとして含む情報も含まれます．この情動（感情）を含むメッセージには，言外の意味が含まれることもあります．たとえば，辛く苦しい心情のときに用いられる「大丈夫」というメッセージには，"大丈夫"が本来もつようなポジティブな感情が含まれていないことがあるように，メッセージが文字としてもつ意味と本当に受け取ってほしい意味との間には相違が生じていることもあります．

❷人間の発達におけるコミュニケーションの重要性

人間関係や対人関係は，コミュニケーションを蓄積することで構築される関係で

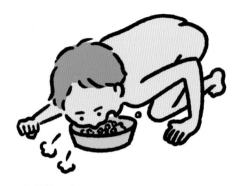

図1　野生動物に育てられた子ども
野生動物に育てられた彼（彼女）たちが保護された際には，四足歩行で食事も犬食いであり，言語の使用も認められず，人間らしく再教育することは困難であったことが記述されている．

あり，私たちが人間として生活し，発達するうえでは欠かすことができない重要な営みといえます．一方，人間が人間に育てられることがない場合，人間として成長することができないことを示した記録があります．「アヴェロンの野生児」や「アマラとカマラ姉妹」など，人間以外（野生動物）に育てられた子どもたちの保護と再教育に関する記録です（図1）[1]．これらの記録は後に真実ではないことが示されているものの，現代においても心理学や教育学の教材として用いられることも少なくありません．

　記録の真偽はさておき，これらの物語には，重要な示唆が2点含まれています．1つは，人間が人間らしく成長するためには，人間関係が欠かせないということです．人間は生理的早産であり，誕生して間もないうちから養育されることが必須となります．したがって，誕生後間もなくから，他者（特に養育者などの大人）との人間関係が，生きるために必要不可欠となります．また，言語の習得も，他者との言語的なやり取りを通じて行われます．ここでもまた人間関係は必須となります．2つ目の示唆は，ある教育が教育として十分に成立するためには，適切なタイミングがあるということで，これは**臨界期**とよばれます．

　いずれにしても，人間が人間として成長するためには，発達の初期段階から他者との人間関係のなかでメッセージを授受することが必要不可欠なのです．

Topics　臨界期と敏感期

　子どもの発達と学習について，臨界期や敏感期という考え方があります．臨界期とは，ある学習が成立する臨界（限界）の時期であり，その時期を超えると再学習することが困難になるという考え方です．一方，敏感期はある学習が最も促進する時期（最適な時期）を指します．したがって，敏感期の概念に則ると，ある学習は最適な時期に最も促進するものの，再学習は可能ということになります．

2 言語的コミュニケーションと非言語的コミュニケーション

　コミュニケーションは，言語的コミュニケーション（verbal communication）と非言語的コミュニケーション（non-verbal communication）とに大別されます（表1）.

❶言語的コミュニケーション

　言語的コミュニケーションは，意味を含んだ言葉をそのままやり取りするコミュニケーションを指します．なんらかの説明を行うときなど，情報を正確に伝達するのに用いられることが多いです．音声的な言語的コミュニケーションは，発話によるコミュニケーションが代表的であり，非音声的な言語的コミュニケーションは，筆記や手話などを用いたコミュニケーションが代表的です．

❷非言語的コミュニケーション

　非言語的コミュニケーションは，表情など言葉では表わされないメッセージを用いるものです．音声的な非言語的コミュニケーションは，声のトーンや話すスピードなどが代表的で，非音声的な非言語的コミュニケーションは，表情や姿勢，対人距離や着席位置，化粧や服装などが代表的なものとして挙げられます．

❸非言語的コミュニケーションの重要性

　本章の冒頭で紹介した，「辛く苦しい心情のときに用いられる『大丈夫』というメッセージには，"大丈夫"が本来もつようなポジティブな感情が含まれていないことがある」という状況のように，言語的コミュニケーションと非言語的コミュニケーションとの間には乖離が生じている可能性もあります．そこで，本当は大丈夫でない「大丈夫」を発話している相手について，声のトーンや表情，姿勢などといった非言語的コミュニケーションの特徴を十分にとらえ，相手が伝えたい真意を受け取ることが必要不可欠です（図2）.

　たとえば，カウンセリング（➡第10章）においても，患者やクライアント（支援を要する対象者）の非言語的コミュニケーションを理解することが必要とされます．カウンセリングのなかで行われる傾聴（相手の言葉に耳を傾けること）は，決して言葉

表1 **言語的コミュニケーションと非言語的コミュニケーション**

	言語的コミュニケーション	非言語的コミュニケーション
音声的	発話など	声のトーン，話すスピードなど
非音声的	筆記，手話など	表情，姿勢，対人距離，着席位置，化粧，服装など

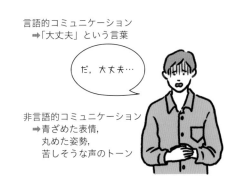

言語的コミュニケーション
➡「大丈夫」という言葉

だ，大丈夫…

非言語的コミュニケーション
➡青ざめた表情，
　丸めた姿勢，
　苦しそうな声のトーン

図2 **言語的コミュニケーションと非言語的コミュニケーションの乖離**

（言語的コミュニケーション）のみに注目をするのではなく，非言語的コミュニケーションをとらえることが重要です．そのため，支援者が傾聴するときには"聴く"だけではなく"観察"するという姿勢を保つことが求められます．これは，カウンセラーだけでなく，対人援助職一般に求められる態度条件といえるでしょう．

3 コミュニケーションの機能

コミュニケーションの機能として，大坊（1998）は，1）情報の提供，2）相互作用の調整，3）親密さの表現，4）社会的コントロール，5）サービスや作業目標の促進の5つを挙げています[2]．

1）情報の提供は，言語的・非言語的コミュニケーションを用いて他者にメッセージを伝えることを指し，人間関係を構築する基本的機能です．2）相互作用の調整は，他者との人間関係を成立させ，促進させる機能を指します．たとえば，非言語的コミュニケーションに該当する，対人距離や声のトーンや速さを調整することで，他者とのメッセージのやり取りを調整することが例として挙げられます．3）親密さの表現は，他者との一体感や他者への解放の変化を指します．たとえば，親密な人間関係が構築される場合，よりフランクな言葉づかいになるなどといった言語的コミュニケーションの変化や，対人距離が近づいたり身体接触が増えるなどといった非言語的コミュニケーションの変化などが生じることが例として挙げられます．4）社会的コントロールは，社会的役割によって他者との人間関係をコントロールすることを指し，たとえば，役職の違いにより用いられる言語が異なることなどが例として挙げられます．また，5）サービスや作業目標の促進は，仕事の役割によってコミュニケーションスタイルを変化させることを指し，たとえば，看護師が仕事として患者の身体に接触することなどが例として挙げられます．

このように，コミュニケーションは単に言語的・非言語的なやり取りをしているのではなく，人間関係をより豊かに構築することを促す有効な手段として用いられているものといえます．また，現代社会においては，直接対面した状況におけるコミュニケーションのみならず，さまざまなチャネル（SNSなどをはじめとしたネットワークを介するものなど）を用いるコミュニケーションがより一般的なものとなっています（➡第4章，p.33）．コミュニケーションスタイルの多様化は，私たちにとってどのような影響を与えるものなのか，十分に考えることも必要です．

4 コミュニケーションの型（コミュニケーション・ネットワーク）

コミュニケーションのあり方は，円環型，車軸型，鎖型，Y字型などといった型に分けることができます（図3）[3]．円環型はメンバー全員がコミュニケーションをとるリーダー不在型の人間関係であり，メンバーの満足度は高いものの，意思決定は遅いという特徴があります．しかし，長期的に見た場合には適切なファシリテーターなどが存在すれば，円環型は最も生産性が高い人間関係といえます．車軸型は，中

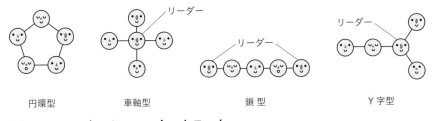

円環型　　　　　　車軸型　　　　　　　鎖型　　　　　　　Y字型

図3　コミュニケーション・ネットワーク

央にリーダー，四方にメンバーが配置されている型で，意思決定が早いもののメンバーの満足度は低く，結成されて短時間で解散されるタスクフォースなどといった人間関係で用いられやすいです．鎖型は，左右いずれかがリーダーになりやすい人間関係であり，伝言ゲーム型ともいえます．メンバーの満足度や生産性は低いです．Y字型は，中央がリーダーになりやすく，左右に広がる人間関係です．左右の形により，メンバーの満足度に差が出るなどといった問題が生じることもあります．

> **Topics　コミュニケーションを阻害する要因**
>
> 　コミュニケーションを阻害する要因として，物理的ノイズ・心理的ノイズ・意味的ノイズが挙げられます．物理的ノイズは騒音など環境の要因によって阻害されることを指し，心理的ノイズは偏見やバイアスなどによって阻害されることを指します．意味的ノイズは専門用語など専門外の人間には理解できないメッセージによってコミュニケーションが阻害されることを指します．

② 人間関係と発達

❶ 乳幼児期の人間関係

　誕生してから，乳幼児は養育者から養育を受けることで成長します．生後5～7か月になると，養育者との間に**愛着（アタッチメント）**が形成されます．愛着とは，「特定の人間と人間との間に形成される，時間や空間を超えて持続する心理的な結びつき」を意味します．愛着は，ボウルビィBowlby, J.などにより，その形成過程が検討されています．また，ハーロウHarlow, H. F.のアカゲザルの実験は，愛着に関する有名な研究の1つです．

❶ハーロウのアカゲザルの実験[4]

　ハーロウの実験（図4）では，哺乳瓶付きでミルクが出る針金の母親モデルとタオル地の母親モデル（ミルクは出ない）が配置された環境にアカゲザルの赤ちゃんを放したところ，赤ちゃんはタオル地でできた母親モデルのほうにしがみつくという結果

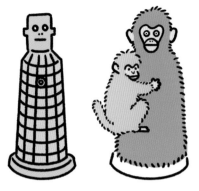

図4　ハーロウのアカゲザルの実験

表2　愛着行動の種類

愛着行動のカテゴリー	行動の例
発信行動	泣く，微笑む，発声する
定位行動	注視する，後追い行動，接近する
能動的な身体接触行動	よじ登る，抱きつく，しがみつく

が示されました．これは，乳児期における身体接触（やわらかく温かいタオル地との接触）の重要性を示しており，愛着を形成するはじめの条件として，養育者との身体接触の重要性を示唆しています．

❷ボウルビィの愛着行動の発達過程[5〜7]

　ボウルビィによれば，愛着の段階は，1）特定他者を区別した行動が認められない段階，2）近しい養育者に対する特異的な反応が認められるものの，養育者がその場にいなくても泣くような行動は認められない段階，3）明らかな愛着が形成され，愛着行動（表2）が活発な段階，4）養育者への身体的接近を必要としない段階に分類されます．

　1）では，養育者以外と別の大人とを区別せず愛着行動をとり，2）から3）にかけて愛着の対象を特定の他者（多くの場合，養育者）に限定した愛着行動をとり，4）では特定の愛着対象と距離を取った場合であっても「愛着を得ることができるという実感」をもつことができます．

　1）と2）や3）との相違の1つは，不特定の他者と特定の他者を区別することですが，これは乳児の知覚（特に視覚）の発達と密接に連動しています．生後6〜8か月で一定の視力が備わる場合に，特定の他者とその他の他者を視覚的に認識することができることから，特定の他者へ限定的な愛着行動をとると考えられます．また，この時期は，養育者以外の他者との接触時に泣きわめきがあるなど，「8か月不安」と形容される発達的特徴をみることができますが，これも視覚の発達が要因といえます．

　一方，4）の段階の，特定の他者との身体的接触を必要としないという特徴は，認知機能の発達（表象・象徴機能などイメージ能力の獲得）と連動し，「今ここにいない養育者は，必ず自分のところへ戻ってくる」という認識のもとで生じる現象であると考えられます．

表3　エリクソンの漸成発達理論

段 階	心理社会的危機	好ましい結果	好ましくない結果
0歳	信頼　対　不信	環境および将来の出来ごとに対する信頼	将来の出来ごとに対する疑惑と不安
1歳	自律　対　疑惑	自己統制感と満足感	恥と自己嫌悪の感情
2〜4歳	自主性　対　罪悪感	自発的に行為する能力	罪悪感と自己に対する不満感
5歳から思春期へ	勤勉性　対　劣等感	どのように事が運ぶか，どのように理解するか，どのように組織化するかを学習する能力	理解と組織化のさいに生じる劣等感
青年期	自己同一性　対　同一性拡散	自己をユニークな，統合された人間と見る	自分が実際だれなのか，どんな人間か，ということについて混乱が生じる
成人初期	親密　対　孤立	他者とのかかわりあい，他者を愛する能力	愛情関係を形成することの不能
成人中期	生産性　対　自己陶酔	家族および社会一般に関心をもつ	自分のこと—自分の幸福と繁栄—だけに関心をもつ
老年期	統合性　対　絶望	完成感と満足感．進んで死に直面する	生活への不満感．死を予想することによる絶望

（村田孝次：四訂版 教養の心理学．培風館，1987より転載）

> **Topics　母性剥奪と心身の健康**
>
> 　愛着を形成し，養育者との基本的な人間関係を形成する乳児期に，なんらかの理由によって養育者との関係を築けないことを母性剥奪（マターナル・デプリベーション）とよびます．母性剥奪の状態がその後，子どもの健全な成長を妨げるという考え方があります．しかし，愛着を形成する時期の養育者との別離が必ずしもその後の健康に影響するという因果関係はなく，今の不調を母子関係の問題に帰属しすぎることは避ける必要があるでしょう．

2 誕生から死に至るまでの発達と人間関係（エリクソンの漸成発達理論）[8〜10]

　社会（他者）との関係という観点から人間の発達を検討した研究者に，エリクソンErickson, E. H. がいます．エリクソンの発達理論は**漸成発達理論**とよばれ，誕生〜老年期を8つの段階に分け，それぞれの段階で乗り越える必要がある課題と，乗り越えることができないときに生じる危機（クライシス）を想定しています（表3）[11]．

❶乳児期

　誕生して間もない乳児期では，養育者との基本的信頼感を得ることが課題です．基本的信頼感はその後の人間関係を形成する基盤となりますが，基本的信頼感を得ることができない場合，養育者のみならず，成長の過程においても，他者を心から

信用することができなかったり不信感をもつようになることが想定されています.

❷幼児期

　幼児期初期では，基本的な自律（自分で用を足す，簡単な身支度をするなど）が課題となり，自律がうまくいくと養育者から褒められる経験をし，セルフコントロール能力を身につけながら正常に発達します．しかし，自律に失敗する（たとえばお漏らしをしてしまうなど）と，恥を感じたりセルフコントロールができない実感を得てしまいます．こうした経験から，将来的に自信をもつことができなくなったり，セルフコントロールすること（自分で何かにチャレンジすること）に疑惑を抱くようになることが想定されています.

❸遊戯期

　遊戯期では，同年代の子どもたちとの交流機会が増え，仲間集団へ自主的に参画することが課題となります．そこで，仲間集団へうまく入ることができない経験などをすると，「自分が悪いから仲間に入ることができないのではないか」などといった罪悪感をもつことになります．こうした経験を通して，将来的には，周囲との関係を過度に懸念し，自主性をもつことができなくなることが想定されています.

❹学童期

　学童期は，学校という集団のなかで，周囲との関係の調和を図ることや，学校で決められたルールなどに従うこと，学童期前とは異なる勤勉さが求められます．こうしたなかで，努力しても周囲との関係がうまくいかない経験や学業やスポーツなどにおける失敗経験が劣等感につながります．そのような経験を通して，将来的には自信をもつことができず劣等感を有するようになることが想定されています.

❺青年期

　青年期では，自我同一性（アイデンティティ）を形成することが課題となります．これは，「自分とは何か」の問いの答えとなるものを見つけることを意味し，言い換えると自己イメージの明確化（➡第10章，p.94）ということになります．青年期はモラトリアム（法律用語で執行猶予を意味し，青年期は経済活動を行い自活することが猶予されていること）であり，自分の将来について十分に考えることができる時期です．一方，疾風怒濤のようにあっという間に過ぎ去ってしまうもので，この時期にアイデンティティを形成することは難しいともいえるでしょう．そして，「自分とは何か」の問いの答えとなるものが見つからない場合，自我同一性の拡散（アイデンティティ・クライシス）に陥ります.

　自我同一性の拡散に陥ると，パーソナリティや情緒の不安定さ，環境不適応に陥る可能性もあると想定されています．しかし，青年期はこれからのライフ・キャリアやワーク・キャリアについて十分に悩む時期であり，悩むことそのものが青年期の発達を促進するともいえます.

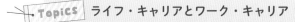

Topics　ライフ・キャリアとワーク・キャリア

　ライフ・キャリアは生活上のキャリア，ワーク・キャリアは仕事上のキャリアのことを指します．かつてはキャリアはワーク・キャリアのみを意味することが多かったですが，現在では，個人的な生活領域のキャリアにも注目する必要があるとされています．また，ワーク・キャリアを考える際，キャリア・アンカーとよばれる概念を十分に知る必要があります．アンカーとは船が停泊するときに用いる碇を意味し，キャリア・アンカーは，就職後3〜5年のスパンで形成され，その後のワーク・キャリアの土台となるものです．長期間に渡るワーク・キャリアを形成するうえで，キャリア・アンカーを十分に手に入れる必要があるでしょう．

❻前成人期

　前成人期は，就職や結婚など，人生の大きなターニングポイントを経験する段階です．ここでは，恋人や家族などといった人間関係や仕事上の人間関係など，これまでとは異なる，より親密な人間関係を形成することが課題となります．これが親密性であり，親密性を獲得できない場合，孤立を感じてしまうことや社会適応が困難になることもあるとされています．

❼成人期

　成人期は，子どもを育てることや職場において後輩や部下を育てることを課題とする段階であり，これは生殖性や世代継承性（generativity）とよばれます．一方，ここで，後進を育てることに関心をもつことができない場合，周囲との人間関係は希薄化してしまい，こうした状況は停滞とよばれます．子育てが終わり，自身の職業生活の終焉を迎える時期でもあり，これまでの人生を振り返ることや，これからのキャリアを考えることも必要不可欠です．なお，レヴィンソンLevinson, D. J.は，この段階を中年期とし，危機的な状況に陥る可能性が高いとして，「中年期の危機」とよび，これを乗り越えるために振り返るべきことをまとめています（表4）[12, 13]．

❽老年期

　老年期は，これまでの子育てや仕事を終え，残された人生を有意義に過ごし，こ

表4　中年期の危機

①自分の人生をこれまでどのように歩んできたのか
②仕事・家族・友人・地域そして自分自身から何を得て，何をそれら（彼ら）に与えてきたのか
③自分や他人に本当に求めるものは何か
④自分の最も優れた能力は何か
⑤子どもの頃からの夢はどのようになり，また現在の夢は何か

れまでの人生を振り返る集大成の時期です．一方で身体的な衰えを感じることや病気をもつことなど，身体的な不安が大きくなる時期でもあります．老年期は，これまでの自身の歴史を統合する営みであり，統合性を獲得することが課題となります．統合性を獲得できない場合，これまでの自分の人生を後悔したり，時間のなさや身体的な衰えから絶望や嫌悪を有することとなります．

Topics　サクセスフル・エイジングとエイジング・パラドックス

サクセスフル・エイジングやエイジング・パラドックスなど老年期をポジティブにとらえる考え方があります．サクセスフル・エイジングとは，生活の質（quality of life；QOL）を高め，よい人生を送り天寿を全うすることを指します．また，エイジング・パラドックスとは，加齢に伴い，身体的な衰えなどネガティブな状況が増えているにも関わらず，高齢者の主観的健康度は高い状態を指します．いずれも幸せな老年期を過ごすうえで重要な概念です．

以上，本章では，人間関係とコミュニケーションについて，また，発達過程における人間関係の変化について代表的研究を紹介しながら概観しました．本章で扱った内容のほとんどは，心理学研究やその周辺領域において示唆された基本的な知見です．こうした知見を医療職としてチーム医療や多職種連携のなかでどのように生かすことができるか，十分に検討する必要があります．

引用・参考文献

1) 鈴木光太郎：謎解き—アヴェロンの野生児．新曜社，2019.
2) 大坊郁夫：しぐさのコミュニケーション—人は親しみをどう伝えあうか．サイエンス社，1998.
3) 山蔦圭輔：こころの健康を支える臨床心理学．学研メディカル秀潤社，2012.
4) Harlow, H. F.：The nature of love. American Psychologist, 13 (12)：673-685, 1958.
5) Bowlby, J. 著，黒田実郎 他訳：母子関係の理論Ⅰ 愛着行動．岩崎学術出版社，1991.
6) Bowlby, J. 著，黒田実郎 他訳：母子関係の理論Ⅱ 分離不安．岩崎学術出版社，1995.
7) Bowlby, J. 著，黒田実郎 他訳：母子関係の理論Ⅲ 対象喪失．岩崎学術出版社，1991.
8) Erikson, E. H. 著，小此木啓五 訳編：自我同一性—アイデンティティとライフサイクル．誠信書房，1973.
9) Erikson, E. H. 著，西平直 他訳：アイデンティティとライフサイクル．誠信書房，2011.
10) 子安増生 他編：キーワードコレクション発達心理学 改訂版．新曜社，2004.
11) 村田孝次：四訂版 教養の心理学．培風館，1987.
12) Levinson, D. J. 著，南博 訳：ライフサイクルの心理学（上）．講談社，1992.
13) Levinson, D. J. 著，南博 訳：ライフサイクルの心理学（下）．講談社，1992.

言語的コミュニケーションと非言語的コミュニケーション

1 2〜3人のグループに分かれてください.

2 5分間, フリーディスカッションをしてください（テーマはなんでも構いません）.
5分間のディスカッション中, 対話をする他者の観察を十分に行います. ポイントは, 言語的コミュニケーションと非言語的コミュニケーションの両方に注目し, それぞれがどのように用いられているか観察することです.

〜5分経過後〜

3 5分間のコミュニケーションを100％としたとき, 言語的コミュニケーションと非言語的コミュニケーションはそれぞれ何％くらいだったでしょうか？（感覚で構いません）
また, それぞれの具体的特徴を挙げてください.

4 医療職として患者と対面するとき, どのようなコミュニケーションが望ましいでしょうか？
ディスカッションし, グループの見解をまとめましょう.

言語的コミュニケーション ＿＿＿＿%	非言語的コミュニケーション ＿＿＿＿%
言語的コミュニケーションの特徴	非言語的コミュニケーションの特徴

患者と対面するときに大切なこと

コミュニケーション・ネットワーク

1 4〜5人のグループをつくってください.

2 5分間, フリーディスカッションをしてください (テーマはなんでも構いません).

3 5分間のディスカッション中, メンバーの言語的・非言語的メッセージを観察します.

4 5分経過後, メッセージのやりとりを矢印で表現します. メッセージの内容を評価するのではなく, 強さと方向を評価します. 下の例のように強い場合は矢印を太く, 弱い場合は矢印を細く書いてください.

例　4人のコミュニケーション場面	AはDに対して強いメッセージを送っていますが, Dは弱いメッセージしか返していません. BはAにやや強めのメッセージを送っていますが, Aは弱めのメッセージしか返していません. CはAから弱いメッセージを送られていますが, 何も返していません. 「何も返していない」は「無視をしている」のではなく, 相手からのメッセージを受け取っていないことだと考えてください. なお, 無視は「あなたのメッセージは受け取らない」というメッセージを返している状況といえます.
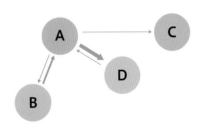	

メッセージのやりとりの図	1)どうすれば, A〜Dの4人の人間関係は深まり, 促進するでしょう?
	2)皆さんのコミュニケーション・ネットワークは, 何型に該当するでしょう?
	3)皆さんの人間関係をよりよいものにするには何ができるでしょう?

2

対人認知

　私たちは日々生活をしているなかで,「この人は性格が良さそうだな」「この人はあまり自分とは合わないかも」など, 他者に対してさまざまな印象を抱きます. このように他者に関するさまざまな情報に基づいて, 相手の性格や行動を予測することを対人認知とよびます.

　相手がどのような人であるのかを判断することは, 私たちにとって, その相手とどのように接していけばよいのかについて考えるための大切な情報です. しかし, 対人認知は常に正しいとは限らず, 誤った印象をもってしまうこともあります. 私たちが認知する他者の情報は, 本当に正しいものなのでしょうか? もしもその認知が真実とマッチしていないとき, 人間関係の難しさや問題が生じる可能性もあるでしょう. 対人認知の影響を十分に理解したうえで, 本質的に他者を理解することが求められます.

　本章では, 対人認知に関するさまざまな考え方について紹介していきます.

① 印象形成

1 アッシュによる実験

　他者に関するさまざまな情報を手がかりにして, 相手の全体的な印象をつくることを, **印象形成**といい, これまでさまざまな研究が行われてきました. ここではまず, アッシュ Asch, S. E. の古典的な印象形成に関する実験について紹介します[1]. アッシュは, 刺激の全体的な特徴は個々の要素の単なる寄せ集めではなく, 要素どうしの相互の布置(形態, ゲシュタルト)によって決定されるとするゲシュタルト心理学の立場から, 印象形成について説明することを試みました[2].

　図1にある2つのリストを見てください. これは, ある人物の特性語(その人物の特徴を表すような形容詞)のリストです. アッシュはこれらのリストを用意して, 実験参加者に読み聞かせ, この人物がどのような人であるのか印象を評定させました. 結果はどうなったでしょうか. 結果は, リストAとリストBの間で印象に大きな違いが出ました. リストAとリストBでは, 特性語が1つ(あたたかい/つめたい)違うだけですが, リストAの方が人物の印象が良かったのです.

　この研究から, 1)私たちは特性語の断片的な情報であっても印象を形成することができること, 2)特性語には印象形成に大きな影響を与える特性(中心的特性)とそれほど影響を与えない特性(周辺的特性)があること, 3)情報が与えられる順番に

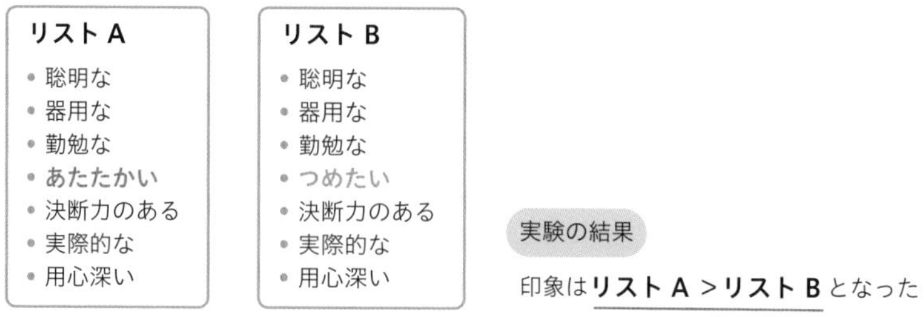

リスト A	リスト B
• 聡明な	• 聡明な
• 器用な	• 器用な
• 勤勉な	• 勤勉な
• あたたかい	• つめたい
• 決断力のある	• 決断力のある
• 実際的な	• 実際的な
• 用心深い	• 用心深い

実験の結果

印象は**リスト A ＞リスト B**となった

図1　アッシュの実験（特性語のリスト）

よって全体的印象が影響を受けること（情報の提示順序効果）が明らかとなりました．なお，情報の提示順序効果としては，最初の方の情報が全体の印象に大きな影響を与える「**初頭効果**」と最後に示された情報が全体の印象に大きな影響を与える「**親近効果**」があります．

2 その他の印象形成

その他にも，特定の特徴の判断によってその認知全体が規定されてしまう「**ハロー効果**」（例：成績の良い学生は社会性も高いと考える）や，ある人物への印象形成の際に，事前にある特性概念が活性化（事前に呈示されることでアクセスしやすい状態になること）されると，その人物への印象が活性化された特性概念と同じ方法に判断がゆがむ「**同化効果**」（例：事前に外向的という概念が活性化されると，その人物は外向的であると判断する），それとは逆の方向に判断がゆがむ「**対比効果**」（例：事前に外向的という概念が活性化されると，その人物は内向的であると判断する）など，私たちが他者に対して印象を形成するプロセスはさまざまなものに影響を受けることが明らかとなっています．

② スキーマとステレオタイプ

次に，対人認知に影響を与えるものとして，スキーマとステレオタイプについて解説していきます．これらのような認知のしくみを理解しておくことは，偏った見方を是正するために大切です．

1 スキーマ

❶ スキーマとは

私たちは，すでに自分自身がもっている知識を使いながら，情報（物事や他者，集団など）を理解しようとします．このような理解の基盤を提供する知識のかたまり（既有知識）のことを**スキーマ**とよびます．スキーマを理解するために，ブランスフォード Bransford, J. D. とジョンソン Johnson, M. K. の実験[3]で用いられた文章を紹介します．何の話なのか，考えてみましょう．

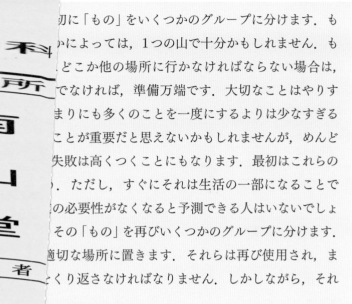

切に「もの」をいくつかのグループに分けます．も
〔　〕かによっては，1つの山で十分かもしれません．も
〔　〕どこか他の場所に行かなければならない場合は，
〔　〕でなければ，準備万端です．大切なことはやりす
〔　〕まりにも多くのことを一度にするよりは少なすぎる
〔　〕ことが重要だと思えないかもしれませんが，めんど
〔　〕失敗は高くつくことにもなります．最初はこれらの
〔　〕．ただし，すぐにそれは生活の一部になることで
〔　〕の必要性がなくなると予測できる人はいないでしょ
〔　〕その「もの」を再びいくつかのグループに分けます．
〔　〕適切な場所に置きます．それらは再び使用され，ま
〔　〕くり返さなければなりません．しかしながら，それ

〔　〕「洗濯」のプロセスを説明しています．洗濯に関するス
〔　〕が何の話をしているのか理解できないかもしれません．
〔　〕たちは日々，さまざまな情報に接していますので，その
〔　〕しようとすることはとても大きな負担となります．そこ
〔　〕，自分のすでにもっているスキーマを働かせてその情報

〔　〕らす影響

〔　〕ーズに理解するために有益ですが，どのスキーマが活性
〔　〕変わってくるので，対人認知をゆがめる要因にもなりま
〔　〕看護師です」と言われると，その人は「優しく，いつも
他人のことを考える人なのではないか」と考えてしまうかもしれません．これは，看
護師というスキーマをもとにその人を見ようとしているからです（図2）．実際に，対

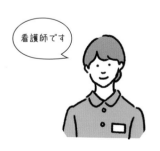
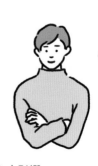
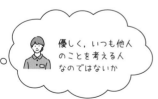

図2　スキーマが対人認知にもたらす影響

人情報の記憶に及ぼす影響の1つとして，ス▨▨▨
れやすくなることが明らかになっています．

　また，「あの人は内向的な人だから，きっと▨▨
に，実際にその人が不親切であったり，人見▨
わらず，内向的というだけで別のパーソナリ▨
このように，スキーマには，実際には観察され▨
ることも知られています．

2 ステレオタイプ

❶ステレオタイプとは

　ステレオタイプとは，血液型（A型の人は几▨
籍（日本人は真面目，スペイン人は陽気など）の▨▨▨▨▨▨▨▨特定の集団・その集団に
所属している人に対して私たちが共通に抱く，単純で固定的な先入観やイメージの
ことです．

　ステレオタイプの対象となる集団やカテゴリーは数多くあり，ポジティブなもの，
ネガティブなものどちらもありますが，ステレオタイプに否定的な評価や感情が伴う
ことで偏見が生じたり，差別につながりやすいため，ネガティブなステレオタイプが
社会的に問題となることが多いです．ステレオタイプは，人を何かしら分類するカテ
ゴリー化に基づいていますが，カテゴリー化することで，集団間の対立が生じること
もあります（➡第14章，p.138）.

3 原因帰属

1 原因帰属とは

　私たちは，他者の行動を見て，その人の性格を予測することがあります．たとえ
ば，騒いでいる子どもを叱っている母親を見て，「怒っているのは本人が怒りっぽい
人だからだ」と考える場合などです．しかし一方で，「怒っているのは子どもがうる
さすぎるからだ」と考えることもできるかもしれません．このように，物事の原因を
予測することを**原因帰属**といいます．

　原因帰属は他者だけではなく自分の行動の原因を考えるときにも行われます．本
人の内面的な要因が原因であると考えることを**内的帰属**，周囲の状況など外的な要
因が原因であると考えることを**外的帰属**とよびます（図3）.

2 帰属の偏り

　原因帰属に関する理論にはさまざまなものがありますが，ここでは，私たちが行い
やすい帰属の偏りについて3つ紹介します．私たちは，自己評価を高く保つために，
つい自分にとって有利な帰属を行う傾向にあるようです．

手続きはとても簡単です．最初に「もの」をいくつかのグループに分けます．もちろん，どれだけの量があるかによっては，1つの山で十分かもしれません．もし，必要な設備がないためにどこか他の場所に行かなければならない場合は，それが次の段階ですが，そうでなければ，準備万端です．大切なことはやりすぎないことです．つまり，あまりにも多くのことを一度にするよりは少なすぎる方がよいです．すぐにはこのことが重要だと思えないかもしれませんが，めんどうなことになりかねません．失敗は高くつくことにもなります．最初はこれらの手順が複雑に思えるでしょう．ただし，すぐにそれは生活の一部になることでしょう．近い将来，この作業の必要性がなくなると予測できる人はいないでしょう．その手順が終わったら，その「もの」を再びいくつかのグループに分けます．そして，それらをそれぞれ適切な場所に置きます．それらは再び使用され，また，このすべてのサイクルをくり返さなければなりません．しかしながら，それは生活の一部です．

　いかがでしょうか．これは「洗濯」のプロセスを説明しています．洗濯に関するスキーマが働かなければ，これが何の話をしているのか理解できないかもしれません．これが，スキーマです．私たちは日々，さまざまな情報に接していますので，そのたびに初めての状態で理解しようとすることはとても大きな負担となります．そこで，新たな情報に接するとき，自分のすでにもっているスキーマを働かせてその情報を理解しようと試みます．

❷スキーマが対人認知にもたらす影響

　スキーマは，情報をスムーズに理解するために有益ですが，どのスキーマが活性化されるかによって判断が変わってくるので，対人認知をゆがめる要因にもなります．たとえば，「○○さんは看護師です」と言われると，その人は「優しく，いつも他人のことを考える人なのではないか」と考えてしまうかもしれません．これは，看護師というスキーマをもとにその人を見ようとしているからです（図2）．実際に，対

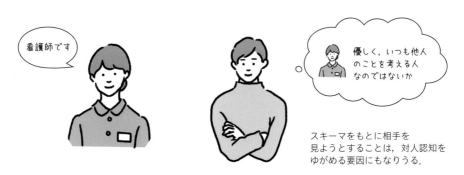

図2　スキーマが対人認知にもたらす影響

人情報の記憶に及ぼす影響の1つとして，スキーマに一致した情報が優先的に処理されやすくなることが明らかになっています．

　また，「あの人は内向的な人だから，きっと不親切で人見知りだろう」というように，実際にその人が不親切であったり，人見知りである場面を見ていないにもかかわらず，内向的というだけで別のパーソナリティを予測してしまうことがあります．このように，スキーマには，実際には観察されていない情報を埋め合わせる機能があることも知られています．

2 ステレオタイプ

❶ ステレオタイプとは

　ステレオタイプとは，血液型（A型の人は几帳面，O型の人はおおらかなど）や国籍（日本人は真面目，スペイン人は陽気など）のようにある特定の集団やその集団に所属している人に対して私たちが共通に抱く，単純で固定的な先入観やイメージのことです．

　ステレオタイプの対象となる集団やカテゴリーは数多くあり，ポジティブなもの，ネガティブなものどちらもありますが，ステレオタイプに否定的な評価や感情が伴うことで偏見が生じたり，差別につながりやすいため，ネガティブなステレオタイプが社会的に問題となることが多いです．ステレオタイプは，人を何かしら分類するカテゴリー化に基づいていますが，カテゴリー化することで，集団間の対立が生じることもあります（➡第14章，p.138）．

③ 原因帰属

1 原因帰属とは

　私たちは，他者の行動を見て，その人の性格を予測することがあります．たとえば，騒いでいる子どもを叱っている母親を見て，「怒っているのは本人が怒りっぽい人だからだ」と考える場合などです．しかし一方で，「怒っているのは子どもがうるさすぎるからだ」と考えることもできるかもしれません．このように，物事の原因を予測することを**原因帰属**といいます．

　原因帰属は他者だけではなく自分の行動の原因を考えるときにも行われます．本人の内面的な要因が原因であると考えることを**内的帰属**，周囲の状況など外的な要因が原因であると考えることを**外的帰属**とよびます（図3）．

2 帰属の偏り

　原因帰属に関する理論にはさまざまなものがありますが，ここでは，私たちが行いやすい帰属の偏りについて3つ紹介します．私たちは，自己評価を高く保つために，つい自分にとって有利な帰属を行う傾向にあるようです．

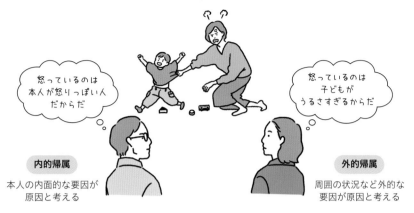

怒っているのは
本人が怒りっぽい人
だからだ

内的帰属
本人の内面的な要因が
原因と考える

怒っているのは
子どもが
うるさすぎるからだ

外的帰属
周囲の状況など外的な
要因が原因と考える

図3　内的帰属と外的帰属

❶根本的な帰属のエラー

1つ目は，根本的な帰属のエラーです．私たちは他者の行動の原因を考える際に，前述の子どもを叱る母親の例のように，外的に帰属するよりも内的に帰属しやすいことが明らかとなっています．

❷自己奉仕的バイアス

2つ目は，自己奉仕的バイアスです．これは成功・失敗の原因帰属の際に生じるもので，私たちは成功した場合には自分の能力によるものであると内的帰属を行い，失敗した場合には運が悪かった，または他者のせいであるという外的帰属を行いやすいとされています．

❸行為者−観察者バイアス

3つ目は，行為者−観察者バイアスです．これは自分が観察者であるときには，内的帰属を行うが，自分が行為者であるときには外的帰属を行いやすいというものです．たとえば，「臨地実習の日に集合時間を間違えてしまった」という状況を想像してください．このとき，間違えたのが自分ではない他の人の場合は，「その人が悪い」と考えますが，自分の場合は「たまたまである」「集合時間の記載方法が悪い」というように考えることです．

④ 対人魅力

❶ 対人魅力とその決定要因

対人認知に影響を与える要因の最後として，対人魅力について解説します．**対人魅力**とは，人が他者に対して抱く魅力や好意などの感情的な態度のことです．対人魅力を決める主要な決定要因には「相手の特性」「相手の行動」「自分の特性」「自分の心理状態」「相互的特性」「相互作用」「社会的要因」「環境的要因」の8つがあるとさ

表1 対人魅力の主要決定要因

相手の特性	相手の行動	自分の特性	自分の心理状態
1. 好まれる性格 2. 身体的魅力 3. 欲求充足的特性	1. 好意的評価(返報性) 2. 非言語的行動 3. 欲求充足的行動	1. 自己評価 2. 価値観 3. 性格	1. 孤独感 2. 生理的興奮状態 3. 自己評価の低下時
相互的特性	相互作用	社会的要因	環境的要因
1. 態度・性格の類似性 2. 魅力度の同等性 3. 性格の相互補完性	1. 近接性 2. 接触の相互作用 3. 一体感獲得状況	1. 同調行動 2. 社会的規範 3. 障害	1. 快適人工環境 2. 快適自然環境 3. 快適社会環境

(齊藤勇:対人魅力の状況的要因. 日本社会心理学会 編, 社会心理学事典, p.178, 丸善出版, 2009より転載)

れています(表1)[4]. 特に，相手との物理的な距離の近さや接触の頻度が高いほど相手への好意が高まることや，態度・性格が類似しているほど相手に対して魅力を感じること，容貌や外見の良さが相手への魅力を高めることが数多くの研究から認められています．

②好意の返報性・非好意の返報性，ポジティビティ・バイアス

対人魅力を決める主要な決定要因のなかでも，「相手の行動」の好意的評価(返報性)が，対人認知に関連することが明らかとなっています．私たちには，自分に対して好意をもってくれている人を，自分も好ましいと思いやすいという**好意の返報性**があります．逆に，自分を拒否する人に対しては自分も拒否をするという**非好意の返報性**も認められています．どちらに関しても，相手からの自分に対する好意的(非好意的)反応を受けたうえで，それに対応するという順序性が存在しています．

一方で，相手が自分に対して何の反応を示していないにもかかわらず，あらかじめ相手を好意的にみようとする**ポジティビティ・バイアス**とよばれる傾向があることも示されています．しかし，これらの好意・非好意の返報性やポジティビティ・バイアスには文化差があるといわれており，日本人は，相手からのネガティブな評価は信用しやすく，ポジティブな評価は信用しない傾向にあることを示す研究〔高田(1987)[5]など〕がいくつも見出されています．

⑤ ピグマリオン効果

ここまで，自己や他者に対する認知についてみてきましたが，このような認知は，実際に他者に対する態度や行動にも影響を与えます．ここでは，その一例として，**ピグマリオン効果(教師期待効果)**について紹介します．

①ローゼンタールによる実験

ローゼンタールRosenthal, R.らは，ある小学校で学年の始めに知能の向上を予測するためという偽りの調査を実施し，そのクラスの教師にランダムに選んだ児童につ

いて，「この児童たちは一年後に成績が向上するだろう」と伝えました．数か月後，成績が向上するだろうと言われた児童たちは，実際に成績が向上していました．なぜ，このようなことが起こるのでしょうか．それは，教師の児童への日常的な関わりに違いが生じたからです．「成績が向上するだろう」と伝えられた児童（教師の期待が高い児童）とそれ以外の児童（教師の期待が低い児童）への関わりを見てみると，教師の期待が高い児童は，教師の期待が低い児童に比べて，授業中に問題に正答した際に褒められる割合が高く，間違えた際に叱責される割合が低いことが明らかとなりました．教師の期待が日頃の関わりに反映され，その結果，教師からの期待を感じた児童はそうでない児童よりも努力することで，教師の期待通りの結果になったのです．これがピグマリオン効果です．逆に教師から期待されていないと感じた児童は努力することをやめてしまい，成績が向上しませんでした．教師の期待は児童に大きな影響を与えるようです．

2 対人認知が態度・行動に与える影響

　ローゼンタールの実験は教育の場面で行われたものですが，私たちの日々の生活に当てはめることはできないでしょうか．相手のことをどのように認知しているのかは，意識的・無意識的にかかわらず，相手への態度や行動に反映されます．しかし，本章で紹介してきたように，私たちの認知にはさまざまな偏りが生じることが明らかとなっています．そのため，誤った認知によって相手に不適切な態度や行動をとることがないように意識する必要があります．

📖 引用・参考文献
----

1) Asch, S. E.：Forming impressions of personality. Journal of Abnormal and Social Psychology, 41 (3)：258-290, 1946.
2) 山本眞理子，原奈津子：セレクション社会心理学6　他者を知る―対人認知の心理学．サイエンス社，2006.
3) Bransford, J. D., Johnson, M. K.：Contextual prerequisites for understanding：Some investigations of comprehension and recall. Journal of verbal learning and verbal behavior, 11 (6)：717-726, 1972.
4) 齊藤勇：対人魅力の状況的要因．日本社会心理学会 編，社会心理学事典，p.178，丸善出版，2009.
5) 高田利武：社会的比較による自己評価における自己卑下的傾向．実験社会心理学研究，27 (1)：27-36，1987.

ステレオタイプについて考える

1 下の欄に「科学者」の絵を描いてみましょう.

2 描き終わったら,周りの人と絵を見せ合って,なぜそのような絵を描いたのか話し合ってみましょう.

[解 説]

　これは,科学者の性別に関するバイアスを調べるためのテストです.くり返し行われてきたこのテストの結果によると,多くの人が白衣を着た男性を描くことが明らかとなっています.

　もし,男性の科学者を描いていたら,もしかしたら,あなたにはジェンダー・ステレオタイプがあるのかもしれません.なぜ,科学者と言われて男性を描いてしまったのか,他に自分たちがもってしまっているバイアスがないか,そのバイアスを取り除くにはどうしたらよいのか,話し合ってみましょう.

パーソナリティ

　パーソナリティに関する研究はかつてから盛んに行われ，数多くの重要な知見が示されています．パーソナリティを理解するために，パーソナリティをわかりやすく分類することや，統計学を駆使して分類すること，また，パーソナリティの特徴を正確に測定するなどといった取り組みは，心理学研究のなかでも伝統があるものです．

　パーソナリティは感情や気分などと比べて安定的なもので，長期に渡り形成されるものです．また，私たちの行動的特徴に影響を及ぼす重要な心理的な要素です．そして，パーソナリティの理論を十分に知り，自己理解や他者理解を促進することは，自分や他人を理解するための手がかりとなります．

　本章では，パーソナリティに関する代表的研究を紹介するとともに，パーソナリティの測定方法などについて紹介します．

① パーソナリティとは

　パーソナリティは，"personality"と表記され，その語源は「ペルソナ（persona）」であるとされています．日本語では，「性格」や「人格」などと表現されますが，人格は性格と比較して，ややその人の価値を意味合いとして含むものであり，全くの同義ではありません．また，気質という言葉や習慣的性格，役割性格などといった言葉もあり，パーソナリティを一言で説明することは困難ともいえます．こうしたなか，図1のように，パーソナリティの中核にあるものを**気質**，気質を取り巻くものを**性格**，その周辺に位置づけられるものが**習慣的性格**や**役割性格**と表現されます．

　気質はいわば遺伝的な性格であり，生まれながらにして備わっているものと考えてください．また，気質の周辺にある性格は，誕生してからしばらくの間で身に着けられる基本的な特徴であり，パーソナリティの基盤になっているものといえるでしょう．加えて，習慣的性格や役割性格は，置かれた環境により変化する性格といえ，特に役割性格は職業などの役割に応じて変化します．たとえば，医療職としての教育を受け，医療現場で活躍するようになると，これまでとは異なる，"医療職としての"特徴を有するようになることが，役割性格を形成することといえるでしょう．

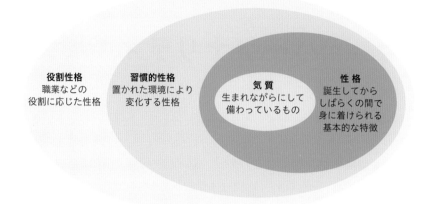

図1　パーソナリティの種類

役割性格
職業などの
役割に応じた性格

習慣的性格
置かれた環境により
変化する性格

気質
生まれながらにして
備わっているもの

性格
誕生してから
しばらくの間で
身に着けられる
基本的な特徴

Topics　状態と特性

　人間を心理学的に検討するとき，心理的要因について，それが状態であるか特性であるか，十分に注意を払う必要があります．状態は短期的に変動するものを意味し，気分や感情などが該当します．特性は長期的に形成され，容易に変動することがないものを意味し，パーソナリティや知能などが該当します．気質や性格が長期的に形成されるものであるとすると，環境や役割により変容する習慣的性格（役割性格）は，特性のなかでもやや短期的で変容が期待できるパーソナリティともいえます．

②パーソナリティと自己概念

　自己概念とは，自分自身に関する情報が蓄積された場所と表現することができます．誕生してから今に至るまで，私たちはさまざまな体験を通して，"自分"をつくり上げています．この"自分"こそ，自己概念です．

　さまざまな体験はそのまま自己概念に蓄積されるかというと，そうではなく，個人の価値基準・評価基準によって，その体験の価値は異なって蓄積されることになります．たとえば，周囲からすると，「とてもよい成果を上げている！」と評価していたとしても，その本人が「この成果では物足りない，だめだ」などと評価しているのであれば，自己概念に蓄積される情報は，「物足りない自分」となってしまう可能性があります．

　また，さまざまな体験を通してつくり上げられる自己概念のうち，いくつかの情報をピックアップして**自己イメージ**を形成しています．自己イメージは，「○○な自

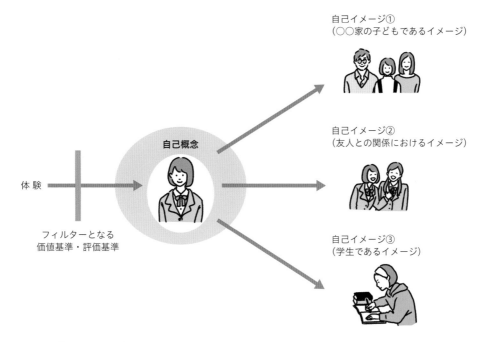

自己イメージ①
（○○家の子どもであるイメージ）

自己イメージ②
（友人との関係におけるイメージ）

自己概念

体　験

フィルターとなる
価値基準・評価基準

自己イメージ③
（学生であるイメージ）

図2　自己イメージ

分」です（図2）．たとえば，急な病に倒れ，意図せず入院生活を送ることになったとき，その本人にとって衝撃的な病の体験や入院の体験は，ネガティブな情報として自己概念へ蓄積され，また，入院生活という環境において，そのネガティブな情報がピックアップされることで，患者としてのネガティブな自己イメージが形成される可能性もあります．このように，自己イメージは，その人が置かれた環境により変化するものといえます．家庭にいるときの自分，友人と一緒にいるときの自分，学生であるときの自分などそれぞれ“自分の特徴”が異なることは，その環境に応じて，自己概念のなかから抽出するいくつかの情報（自身に関する情報）に違いがあることから生じるといえます．

　こうした自己概念に蓄積される情報は，客観的情報と主観的情報に大別されます．**客観的情報**は，本人にも他人にも共通に理解可能な情報で，名前や容姿，行動などが該当します．**主観的情報**は，他人からは正確に認識することができない情報で，本人にとっても完全に把握することが難しい情報を指します．たとえば，思考や感情，パーソナリティは主観的情報といえます．

　誰かを理解する際，自己概念の理解，特に主観的情報の理解を促進することが求められます．

③ パーソナリティの研究

　パーソナリティを明らかにするため，かつてから多様な研究が行われ，さまざまな
知見が蓄積されてきました．パーソナリティに関する研究は，大きく類型論と特性
論とに分けることができます．

　類型論は，パーソナリティに関する研究の初期に盛んに行われてきたもので，パー
ソナリティをいくつかのパターンに分ける（類型する）というものです．代表的な類
型論には，たとえば，クレッチマー Kretschmer, E. による体型とパーソナリティとの
関係を明らかにして，パーソナリティをパターン分けしたものなどが挙げられます．

　現代における精神医学や臨床心理学の世界では，次頁に紹介する研究にはエビデン
ス（証拠）がなく，私たちのパーソナリティを理解するうえでは不十分であると理
解されていますが，非常におもしろい知見といえるでしょう．

　特性論は，統計的手法を用いて，いくつかのパーソナリティを抽出し，それぞれ
の"持ち合わせ具合"によって，パーソナリティを表現しようとしたものです．オー
ルポート Allport, G. W. やキャッテル Cattell, R. B. などは特性論の代表的な研究者です．

1 パーソナリティの類型論

❶クレッチマーの類型論

　クレッチマーは自身の臨床経験を活かし，精神分裂病（現代における統合失調症）
の患者には，細長型（やせ型）が多く，躁うつ病の患者には肥満型が多く，てんかん
の患者には闘士型（筋肉質）が多いことを発見しました．その後，それぞれの病気が
もつ一般的性質（病気の特徴と共通するようなパーソナリティ）と健常者の体型につ
いて，一定の関係が認められるか否か，大規模な研究が行われました．その結果，
健常者の体型とパーソナリティにも一定の関係性が認められることが明らかとなりま
した（図3）．

❷シェルドン，シュプランガー，ユングの類型論

　そのほか，シェルドン Sheldon, W. H. やシュプランガー Spranger, E.，ユング Jung,
C. G. も有名なパーソナリティの類型論を検討した研究者です．

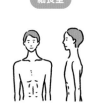

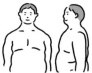
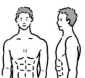

分裂気質
非社交的，敏感，無口，
無関心，冷淡，真面目，
従順，神経質，控えめ

躁うつ気質
社交的，不注意，親切，
明朗，温厚，活動的，
現実的，同情的，善良

粘着気質
几帳面，爆発性，頑固，
堅い，まわりくどい，
熱中性，丁寧

図3　クレッチマーの類型論

表1　シュプランガーの類型論

理論志向型	物事を客観的にみて，論理的な知識体系を創造することに価値を置く
審美志向型	繊細で敏感，美しいものに最高の価値を置く
経済志向型	事物の経済性，功利性を最も重視する
宗教志向型	神への奉仕，宗教体験を重視する
権力志向型	権力を求め，他人を支配しようとする
社会志向型	人間を愛し，進歩させることに価値を置く

　シェルドンは，クレッチマーの類型論を批判し，胚葉の発達（胎生時期の発達）の具合とパーソナリティを関係づけました．外胚葉型（細長型）は，神経緊張型であり，非社交的で過敏なパーソナリティをもち，内胚葉型（肥満型）は内臓緊張型であり，社交的で温かみがあるパーソナリティをもち，中胚葉型（闘士型）は身体緊張型であり，積極的なパーソナリティをもつと整理しています．

　シュプランガーは，人間が志向する6つの価値を想定し，どの価値に重きを置くかによりパーソナリティを分類しています．6つの価値とは，理論・審美・経済・宗教・権力・社会であり，いずれかを志向することで，6つのパーソナリティが形成されると考えました（表1）．

　ユングは，心的エネルギーが外に向かう（外向性性格）か，内に向かう（内向性性格）かという2種類，そして，心理的基本機能として，思考・感情・感覚・直感の4種を想定し，パーソナリティを類型しました．外向性性格とは社交的で開放的なタイプ，内向性性格とは控えめで思慮深く敏感なタイプを意味します．また，思考とは論理的に考えるタイプ，感情とは他者に共感しながら協働するタイプ，感覚とは環境を五感により感じ取るタイプ，直感はひらめきで環境をとらえるタイプとされています．そして，2種類×4種類＝合計8種類のパーソナリティを想定しています．

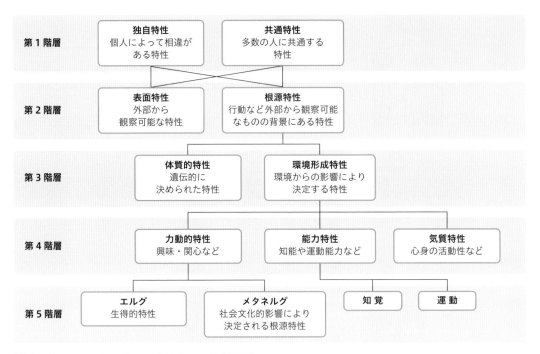

図4 キャッテルのパーソナリティの階層構造

② パーソナリティの特性論

　類型論がある特徴によりパーソナリティをカテゴリー分けするのに対し，特性論はパーソナリティを統計的手法を用いて抽出し，いくつかの特性（パーソナリティ特性）に分けたうえで，各特性の"持ち合わせ具合"でパーソナリティを表現しようとしたものです．現代社会において用いられるパーソナリティ検査は，特性論的な立場から開発されたものが多く，パーソナリティをより正確に理解するためには欠かすことができない理論といえます．

　オールポートは，人間の態度に関する用語17,953語を抽出し分類することで，パーソナリティは，基本的な特性（多数の人に共通する特性）と個人的な特性（個人特有の特性）とに分類できることを示しました．また，基本的な特性と個人的な特性を量的に測定する心誌（サイコグラフ）を開発し，パーソナリティの把握を行ったこともオールポートの功績です．

　また，キャッテルは，パーソナリティを5つの階層構造として図4のように整理しました．

　少々複雑な印象もありますが，こうした分類を経て，それぞれの特性を量的に測定し，パーソナリティを表現しようとした試みは，現代における性格検査（特に質問紙法の検査）の土台になっているといえます．

> **Topics　因子分析**
>
> 　性格の特性論の発展は，統計的手法の1つである因子分析の開発と発展に大きく影響を受けています．因子分析とは，大規模な量的データを"類似したものでまとめる"という分析方法であり，因子負荷量を参考に，因子を抽出します．通常，パーソナリティを測定する検査などでは，いくつかの因子（下位尺度）が想定され，その得点からパーソナリティの評価を行います．

④ パーソナリティの測定

　パーソナリティに限定せず，人間の心理的側面を測定する際，大きく**質問紙法**，**投影法**，**作業検査法**，そのほかの方法に分けることができます．それぞれに長所と短所があります．ここでは，まずそれぞれの方法を概観し，次にパーソナリティを測定する具体的な方法（検査法）を紹介します．

1 測定法

❶ 質問紙法

　質問紙法とは，アンケート調査のようなもので，多くの場合，ある項目に対して「最も当てはまるもの」を選択し，回答を求めます．たとえば，「1. 全くない」「2. ない」「3. どちらでもない」「4. ある」「5. 非常にある」などと選択肢を設定した場合は，5件法による検査とよばれます．

　質問紙法の長所：質問紙法は，開発の過程で信頼性と妥当性を検討されるものが多く，特に臨床場面では，信頼性と妥当性が検証された検査を用います．信頼性と妥当性は統計的に検証するので，「一定の精度を兼ね備えている」といえます．また，量的データを得ることができるので，基準をもつことができます．基準をもつことで，「○点以上は○○である」といったスクリーニングが可能となります．さらに，受検者は自分で項目を読み回答することができるので，一度に大多数の対象者へ実施することが可能です．

　質問紙法の短所：受検者が，項目の内容を正確に理解することができないと結果は正しいものとはいえません．また，社会的望ましさ（「こう回答するとこう思われてしまうかも」といった考え）により回答を歪曲させる可能性にも注意する必要があります．加えて，信頼性や妥当性を検証し，「本当に使える検査」ということを確認したとしても，それが100％，受検者のことを知ることにつながる訳ではなく，ある人を評価するとき，質問紙法の検査の結果のみならず，その他のさまざまな情報を加味してその人を多角的に評価する必要があります．

❷投影法

　多くの場合，抽象的な図版を提示し，自由な言語的反応を求めます．そして，その言語的反応をスコアリングし，パーソナリティやその他の心理的側面を評価します．パーソナリティのみならず，病的な側面を評価する場合もあり，精神科医療の領域でも用いられることがある伝統的な検査です．一方，実証的な根拠に乏しく，投影法の使用や結果について懐疑的な立場をとる研究者・実践家も存在します．

　投影法の長所：受検者が自由に反応することができるので，社会的望ましさによる回答の歪曲を抑えることができます．また，質問紙法とは異なり，抽象的な刺激に自由に反応するという性質から，多様な情報を収集することも可能です．

　投影法の短所：複数の図版に対し，言語的な反応を求めるものや，検査用紙に自由な言語的反応の記述を求めるものなどがあり，実施に時間がかかること，また，集団に対して実施することができず，多くの場合は個別に検査を実施しなくてはならないことなどが挙げられます．また，結果の評価についても検査を実施する者（テスター）の技能により，結果が変化することにも注意が必要です．

❸作業検査法

　作業検査法で代表的なものは，内田クレペリン精神作業検査です（後述）．これは，一桁の数字を連続加算するもので，その作業量により，パーソナリティなどを評価します．

　作業検査法の長所：計算をすることで評価をすることができるため，言語を使用することができない受検者でも，回答することが可能です．また，集団で実施することも可能です．

　作業検査法の短所：連続加算を行う場合，1分ごとに合図があり，その次の行を連続加算し，それを15分間続け，休憩後，また15分間行うなど，受検者に負荷がかかります．また，結果はコンピュータ診断などを行い客観的に行われますが，そもそも連続加算をすることで，パーソナリティが測定できるのかどうか，懐疑的な立場をとる研究者・実践家も存在します．

❹その他の検査法

　その他の検査法として，パーソナリティの検査ではありませんが，知的能力を測定する検査や発達の程度を測定する検査があります．これらは，これまでに紹介した質問紙法や投影法などとは実施方法が異なります．

　知的能力を測定する検査には，言語的能力を測定する課題や動作的能力を測定する課題などを兼ね備えたもの（例：WISCやWAISなど）があり，ブロックを組み立てるなどの作業を行うことが求められます．また，特に乳幼児の発達を評価する検査では，養育者や保育者の観察による評価が行われます．

> **Topics　ウェクスラー式の検査**
>
> 　ウェクスラー式の検査には，2歳6か月〜7歳3か月を適用範囲としたWPPSI-Ⅲ，5歳0か月〜16歳11か月を適用範囲としたWISC-Ⅳ，16歳0か月〜90歳11か月を適用範囲としたWAIS-Ⅳがあります．処理速度やワーキングメモリなどを測定できる検査から構成され，子どもから高齢者まで幅広い発達段階における知的能力を測定することができる検査です．なお，WAIS-Ⅳは認知症の検査としても用いられています．

2 パーソナリティを測定するための検査

　パーソナリティを測定することが可能な検査は多数存在しますが，ここでは，質問紙法，投影法，作業検査法を用いた検査を4つ紹介します（くわしくは臨床心理学領域の書籍を参照してください）．

❶ミネソタ多面人格目録（MMPI）

　妥当性尺度と臨床尺度，追加尺度から構成され，パーソナリティをはじめ，広範に渡る人間の内的側面を測定しうる質問紙法の検査です．フルバージョンは550項目であり，回答には労力を要しますが，古くから信頼性・妥当性の検討が行われており，ロールシャッハテストとテストバッテリー（いくつかの検査を組み合わせること）を組み，実施されることもある検査です．

❷矢田部－ギルフォード性格検査（Y-G性格検査）

　小学生から成人まで，各発達段階に応じたそれぞれのバージョンが用意された質問紙法の検査です．ギルフォードGuilford, J.P.が考案した検査をベースに，矢田部達郎らによって作成された120項目3件法（はい・どちらでもない・いいえ）の日本語版検査です．

　回答を集計し，系統値を算出し，プロフィール（図5）を作成することでパーソナリティを評価します．

❸ロールシャッハテスト

　左右対称のインクブロット（図6）を提示し，自由に言語的反応を求める投影法の

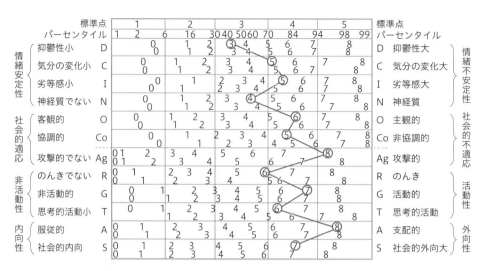

図5 矢田部－ギルフォード性格検査のプロフィール（例）

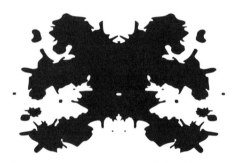

図6 ロールシャッハテスト図版（例）

検査です．古くから検討が続けられ，膨大な研究が蓄積されており，さまざまな方法（エクスナー法や片口法など）が提唱されています．自由な言語的反応を分析することから，心理的側面を多様に理解することが可能であるといわれる一方，エビデンスが希薄であると指摘されることもあります．

❹内田クレペリン精神作業検査

　一桁の数字を足し合わせ，足し合わせた数字を記述（足し合わせた結果，二桁になるものは一桁のみ記載）する検査です（図7）．練習2分の後，15分連続加算し，5分休憩，その後，また15分連続加算が標準的な手続きです．検査終了後，計算量を曲線化し，パーソナリティや緊張の度合いなどを評価します．評価にはコンピュータ診断が行われることもあり，膨大なデータが蓄積されています．ただし，計算量でパーソナリティを評価できるか否かについて議論されることもあります．

　これ以外にも，パーソナリティを測定できる検査は多々存在しています．ここで

作業方法

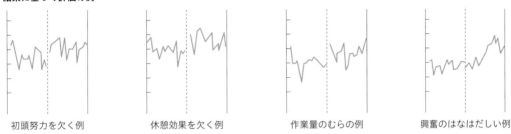

隣り合った数字を足し，答えの一の位の数字を書き込んでいく.
1分ごとに改行しながら 15 分作業→5 分休憩→15 分作業と続けていく.

結果に基づく評価の例

| 初頭努力を欠く例 | 休憩効果を欠く例 | 作業量のむらの例 | 興奮のはなはだしい例 |

図7　内田クレペリン精神作業検査

は代表的な検査の一部を紹介しましたが，いずれの検査でも，実施者（テスター）が十分に検査の性質を理解し，実施に習熟する必要があります．また，実施をする際には実施する目的を明確にし，その結果を十分に活用し，今後の生活によりよく活かすといった姿勢が大切です．面白半分で実施されることは避ける必要があります．

引用・参考文献

1）戸田まり，サトウタツヤ，伊藤美奈子：グラフィック性格心理学．サイエンス社，2005.
2）村上宣寛，村上千恵子：改訂 臨床心理アセスメントハンドブック．北大路書房，2009.
3）氏原寛：第4部 心理アセスメント．氏原寛，亀口憲治，成田善弘 他，心理臨床大事典改訂版，培風館，2004.
4）遠藤由美：自己概念．中島義明，安藤清志，子安増生 他編，心理学辞典，有斐閣，p.327-328，1999.
5）山蔦圭輔：第3章 認知的中範囲理論 理論編 自己概念．黒田裕子 監：看護診断のためのよくわかる中範囲理論，p.98-108，学研メディカル秀潤社，2009.

自己イメージと他者イメージ

1 皆さん自身をゆっくりとサーチして，自己イメージを明確にし，下のA欄に書き込んでみましょう．言い換えると，「自分といえば？」という問いに回答するということです．

2 ペアあるいは数人のグループをつくってください．ここで，Aに書いた自己イメージは伝えないようにしてください．ペア（グループ）で，あるテーマについて対話します（テーマは自由です）．一定時間（5〜10分）の対話をするなかで，相手のイメージを把握してください．

3 終了後，相手が自分にもったイメージを聴取してBに書きこみ，その一致度を確認しましょう．

A．自己イメージ（「自分といえば？」） 自分に関する情報を10個程度挙げましょう．	B．他者が自分にもったイメージ

AとBとの一致度を100％で評価すると？

_____ ％

4 一致度はどうでしょうか？ AとBに挙げた情報が客観的情報である場合，一致度は高くなるかもしれません．一方，主観的情報は一致するとは限りません．自己の認識と他者の認識は異なることも多く，その不一致が対人関係の不全感や"理解されない感覚"を生むこともあります．自己をより正確に把握し，他者からもより正確に把握されるためにできることは何でしょうか？ 議論してみましょう．

4

コミュニケーションとチャネル

第1章では，言語的・非言語的コミュニケーションについて紹介しました．従来の言語的・非言語的コミュニケーションの研究では，主に対面でのコミュニケーションを中心に扱ってきました．しかし，現代では，他者とコミュニケーションを行う際に，対面でのコミュニケーションだけでなく，携帯電話・スマートフォンなどを介したコミュニケーションも日常的に行われています．これらのコミュニケーションは対面でのコミュニケーションと異なる点もあるため，それによるトラブルが生じることもあります．さらに，メディアというチャネルを通して与えられる情報が，私たちのメンタルヘルスを害する可能性もあります．

これらについて学ぶことは私たちの日々のコミュニケーションやメンタルヘルスをよりよいものにしてくれることでしょう．

本章ではCMCやSNS，メディアがもたらす影響について解説します．

① 対人コミュニケーション・チャネル

■1 インターネットがもたらす新しいコミュニケーション

現代の私たちにとって，携帯電話・スマートフォンを含む通信機器は日々の生活，そして他者とコミュニケーションをとるツールとして必要不可欠なものとなっています．ここ数十年の情報通信技術の発展，インターネット環境の整備には目覚ましいものがあり，それにより，空間的・時間的な縛りから私たちは解放されました．たとえば，コンピューターを介したコミュニケーション（電子メールなど）である **CMC**（computer mediated communication）によって，離れた場所であっても即時的なメッセージのやり取りが可能になりました．また，登録された利用者どうしが交流できるWebサイトの会員制サービスである **SNS**（social networking service）を利用すれば，情報収集だけでなく，世界中の不特定多数の相手に対して，情報を発信することができるようになりました．このようにいつでもどこでも誰とでもコミュニケーションがとれるようになったのです．

その一方で，新しい問題も生じてきました．私たちはコミュニケーションを行うときに，さまざまなチャネル（手がかり）を用いていますが，対面でのコミュニケーションでは用いることが可能であったチャネル（対人コミュニケーション・チャネル）が使えないことがあるということです．

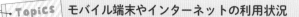

❷ 対人コミュニケーション・チャネルの分類

　まず，**対人コミュニケーション・チャネル**について，大坊（1998）の分類[3]をもとに紹介します（図1）[4]．対人コミュニケーションで用いられるチャネルは大きく音声的・非音声的チャネルに分類されます．**音声的チャネル**は発言に関わるもので，さらに言語的なもの（発言内容や意味）と，近言語的なもの（声の高さや間のおき方など）に分類されます．**非音声的チャネル**は音声的チャネル以外のすべてを指します．視線や姿勢，表情などの身体動作（例：バツが悪いので視線をそらす），対人距離，着席位置などのプロクセミックス（私たちの心理に影響を与える空間的な距離感，例：仲良しだと近くに座る），被服や化粧などの人工物（例：面接ではスーツを着る），照明や温度といった物理的環境など種類が多く，私たちはこれらを複数組み合わせながら，他者とコミュニケーションをとっているのです．

❸ CMCやSNSにおける対人コミュニケーション・チャネル

　対面でのコミュニケーションでは，前述したすべてのチャネルを使いながらコミュ

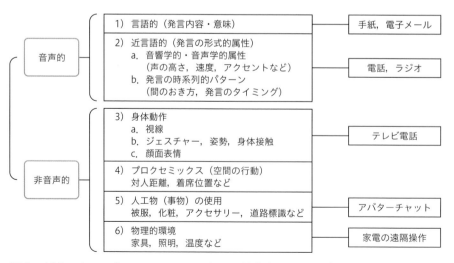

図1　対人コミュニケーション・チャネルと対応する通信メディア

（文献3）より改変）

（大坊郁夫 編：幸福を目指す対人社会心理学—対人コミュニケーションと対人関係の科学.
p.133，ナカニシヤ出版，2012より転載）

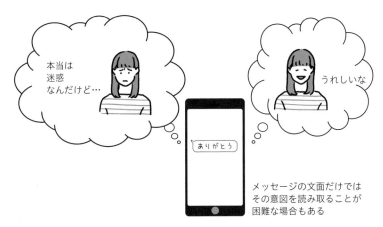

図2　CMCやSNSを用いたコミュニケーション

ニケーションをとることができますが，CMCやSNSを介したコミュニケーションでは限りがあります．たとえば，「ありがとう」という言葉も，明るいトーンで笑顔で発せられる場合と，低いトーンで無表情で発せられる場合とではニュアンスはまったく異なりますが，CMCやSNSのメッセージのやり取りの場合，文面だけでは非音声的チャネルは含まれていないため，その意図を読み取ることは困難な場合があります（図2）．

　一方，対面で使用可能なチャネルをできる限り損なわないようにさまざまな手法が開発されています．たとえば，テレビ電話やビデオ通話では表情や身振り手振りまで伝えることができますので，対面に近い形のコミュニケーションとなるかもしれません（ただし，対人距離などのプロクセミックスは使用できません）．また，SNSではアバターを使用できるものもありますが，これは被服や化粧などを補完することになりますので，アバターを使いながらチャットをすることで，伝えられる情報が増えるかもしれません．ただし，実際の身体ではありませんので，あくまでも仮のものです．もちろん，今後より対面に近いコミュニケーションが可能となるサービスが出てくることは十分に考えられます．

② インターネットがコミュニケーションに与える影響

　CMCやSNSをはじめ，私たちはインターネットの恩恵を受けながら生活していますが，これらは私たちにどのような影響をもたらすのでしょうか．インターネットを介したコミュニケーションについて，ネガティブな側面，ポジティブな側面を検討した研究をそれぞれ紹介します．

１ ネガティブな側面

❶ インターネット・パラドックス

　初期の研究段階では，インターネットのネガティブな側面に焦点が当てられてい

ました．なかでも，インターネット利用が現実生活に及ぼす影響に関して有名なものは，クラウト Kraut, R. らによる**インターネット・パラドックス**の研究です[5]．

　クラウトらは，現実世界での対人関係，インターネットの利用頻度，精神的健康などの関連を2年間にわたって追跡調査しました．その結果，インターネットの利用時間の長さは，現実場面における家族とのコミュニケーションの量を減らし，その結果，孤独感や抑うつの程度を高めることが明らかとなりました．コミュニケーションを円滑に行うためにインターネットを使用するほど現実場面でのコミュニケーションを阻害するというパラドックスが示されたのです．

　ただし，この研究には批判も多く，クラウトらはその後，再検討を行っています[6]．その結果，インターネットの利用は必ずしもネガティブな側面ばかりではなく，外向的な人やふだんから多くのサポートを得ている人にとっては，家族や友人との関わりを促進し，孤独感を低減させることが明らかとなりました．しかし，内向的な人やサポートを得ていない人にとっては，やはりネガティブな効果が示されました．現実場面でサポートを得ている人ほどインターネットの利用がポジティブに作用するというのもなんとも皮肉なものです．

❷対面コミュニケーションとの比較

　大坊（2002）はCMCの特徴として，非対面性，非音声的チャネルの欠如，匿名が可能であること（仮面性），コミットメントの低下（責任感の減退），安易な中傷や非難，別人へのなりすましが可能であること，言語チャネルへの偏重などがあるとし，これらは対面でのコミュニケーションと比較するとマイナスな要素であると述べています（表1）[7]．このうち匿名性の高さは，非抑制的言動を促進するため，非人格的・敵対的な関係を生じやすくし，結果的に親密な人間関係が形成されづらいという主張もよくみられますが，近年では，CMCのコミュニケーションの時間が長くなれば親密な関係を

表1　**CMCの伝達特性とその心理的特徴**

伝達特性	心理的特徴
非対面性 　言語チャネルへの偏重 　見えない 　応答チャネルの欠如	書き込み偏重，過敏 安易な中傷，批判 自己呈示的行動 感情的ニュアンスが乏しい
チャネルの少なさ	テーマ指向，柔軟性に乏しい
匿名可能，自他の特定が難しい（仮面性）	コミットメントの低下 心理的負担の減少
非同期が可能，遅れ	相互性構築の困難さ，細い紐帯 便宜的・一時的関係

（大坊郁夫：ネットワーク・コミュニケーションにおける対人関係の特徴．
対人社会心理学研究, 2：1-14, 2002 より改変）

結ぶためのやり取りが増えていき，対面状況との違いがなくなることも指摘されています．

2 ポジティブな側面

　一方，CMCやSNSはその使い方を工夫することで，多くのメリットもあります．

❶対人関係の形成における有用性

　ポジティブな側面に焦点を当てた研究としては，CMCなどのインターネットを介したコミュニケーションが対人関係を形成するうえで有用なことを示した研究が挙げられます．インターネットでのコミュニケーションは対面に比べて対人緊張や対人不安が低く，話しやすいことが明らかになっています．坂元ら（2000）は，シャイネス傾向（対人不安が高く，対人交流に消極的なタイプ）の高い人にとって，インターネットでのコミュニケーションは対面でのコミュニケーションのトレーニングとなりうることを実証しており[8]，カウンセリングなどの臨床現場への応用が期待されます．

❷チームにおける有効性

　CMCは，集団や組織におけるチームでの活動の際にも利点があることが指摘されています．たとえば，対面での活動では周りからの評価を気にする評価懸念が生じて積極的に発言ができないことがありますが，CMCでは匿名性が担保できるため，安心して発言できるということが考えられます．そのため，さまざまなアイデアを出すことが必要なブレインストーミングをCMCによって行う，電子ブレインストーミングが用いられることがあります[9]．

③ SNSにおけるトラブル

　SNSは便利で魅力的なツールですが，一方でトラブルも起こりえます．軽い気持ちで公開・発信したことが自分の想像している以上に大きな問題となってしまうことを意識しておく必要があるでしょう．

1 個人情報の公開によるトラブル

　SNSの特徴のひとつに利用者が自身のプロフィール上に表示される情報について，公開内容を自由に設定できる点が挙げられます[10]．自分のことを好きなように表現することができるという点では魅力でもありますが，公開の方法によっては，利用者に望まない結果をもたらすこともあります．たとえばFacebookの利用者を対象にした調査では，SNS上で不快な出来事を経験した人の約2割が，見知らぬ人から望まない連絡を受けたと報告されています[11]．

2 インターネットにおける炎上

　気軽に自身の考えなどを発信することが可能になった一方で，ネット上で炎上する事例もみられるようになりました．**炎上**とは，ブログやSNSなどに投稿されたメッセージ内容や投稿者に対し，批判や避難が巻き起こる現象を指します[12]．一度イン

ターネット上に発信されてしまうとあっという間に拡散するため，投稿を削除しても半永久的に残ることになります．

　SNSの利用者の増加に伴い，大企業や有名人だけではなく，一個人であっても思いもよらないところで炎上するようになりました．医療系学生や医療専門職も例外ではなく，諸井・小林・菅原・石川（2016）は，インターネット上のモラルハザード事例についてまとめています（表2）[13]．

表2　医療系学生・医療専門職が起こしたモラルハザード事例

身分	分類	事例内容	媒介メディア	措置
医学生	悪ふざけ	動物解剖の写真を猟奇的な表現を加えてアップロードした	ブログ	停学
医学生	不正行為	TVのクイズ番組に出場した際にカンニングしたことを書き込んだ	mixi	不明
医師	悪ふざけ	患者を侮辱した忘年会の余興写真をアップロードした	HP	不明
医師	誹謗中傷	遺族を中傷するコメントを書き込んだ	電子掲示板	不明
医師	守秘義務違反	患者の病歴・診療情報を書き込んだ	電子掲示板	不明
医学生	守秘義務違反	臨床実習で見学した手術の様子を書き込んだ	mixi	停学
看護師	悪ふざけ・誹謗中傷	「（点滴を）わざと失敗した」と虚偽，「死んでほしい」と中傷する書き込みをした	ブログ	不明
診療情報管理士	守秘義務違反	勤務先の病院で有名人の診療録を見たことを実名を挙げて書き込んだ	Twitter	不明
看護師	守秘義務違反・誹謗中傷	認知症患者の写真をアップロードし，あざけるコメントを書き込んだ	Facebook	停職
医療福祉専門学校生	守秘義務違反	研修先の病院で有名人の診療録を見たことを実名を挙げて書き込んだ	Twitter	内定辞退
看護専門学校生	守秘義務違反	講義で示された患者の摘出臓器を写真撮影しアップロードした	Twitter	自主退学
医師	守秘義務違反	患者の頭部CT画像をアップロードした	Facebook	厳重注意
歯科受付	守秘義務違反	診療録が映っている写真をアップロードした	Twitter	不明
医師	守秘義務違反	患者の氏名，病歴を記載したファイルをアップロードした	ファイル共有サイト	懲戒解雇
医師	悪ふざけ	病院内で酸素マスクを着用し，気絶したふりをした写真をアップロードした	Facebook	厳重注意
医学生	悪ふざけ	線路に立ち入った様子の写真をアップロードした	Twitter	不明
看護師	守秘義務違反・誹謗中傷	トラブルがあった患者を中傷するコメントを書き込んだ	Facebook	厳重注意
医学生	不正行為	大学に忍び込み，試験問題をスマートフォンで撮影し，同級生に問題をメールで送信した	電子メール	停学
医師	悪ふざけ	エボラ出血熱に関するダジャレを書き込んだ	Facebook	不明
薬学部生	誹謗中傷	電車内で撮影した男女の写真を「とっておきの汚い1枚」と題してアップロードした	Twitter	不明

（諸井陽子，小林元，菅原亜紀子，石川和信：医療系学生・医療専門職が起こしたインターネット上のモラルハザード事例．
医学教育，47（3）：186，2016より改変）

インターネットの利用とメンタルヘルス

1 インターネット依存

インターネットが普及し，インターネットに依存する若者が散見されるようになりました．2014年の調査[14]では，高校生のスマートフォンなどを利用したインターネット接続時間は平均161.9分であることが示されており，日常生活を送るなかで，相当の時間をインターネットの利用に費やしていると言わざるを得ません．

インターネットの利用時間が長くなることで日常生活が阻害されるようになると，**インターネット依存**と評価されることもあります．インターネット依存とは，1) 過剰な利用：時間を忘れ，日常生活上の基本的な活動が阻害されている，2) 離脱：インターネットを利用できないときの怒り・緊張状態，抑うつ状態など，3) 耐性：よりハードやソフトウェアを獲得したいという欲求やより多くの時間を必要とすることなど，4) 悪影響：インターネットを利用したいがための嘘やインターネット利用による業績の悪化・社会的孤立・疲労などの4つの要素を含むとされています[15]．

なお，インターネット依存と同様に，若年層を中心にゲームへの依存についても社会的問題となっています．精神疾患の診断基準であるDSM-5[16]では，今後研究が必要な病態として，「インターネットゲーム障害」という基準案が提案されており，細かい特徴や診断基準の案が記載されています（表3）．

2 インターネット依存とメンタルヘルスへの影響

これらの評価基準や診断基準をみると，インターネットへの依存が日常生活を阻害するだけでなく，メンタルヘルスの低下をも引き起こすことが危惧されます．また，インターネット依存やインターネットゲーム障害には，注意欠如・多動症や不安症などが併存している可能性が示唆されています[17]．こうした指摘をふまえると，インターネットやゲームに依存している状況は，その背景に別の問題が潜在している可能性もあり，より専門的なアセスメントが必要といえるでしょう．

3 インターネット依存の治療

アルコールや薬物依存の治療は断酒・断薬が原則ですが，インターネットやゲー

表3　インターネットゲーム障害の特徴

①インターネットゲームへとらわれる 四六時中ゲームのことが頭から離れない
②離脱症状 インターネットゲームが取り去られた場合，イライラや不安に特徴づけられる離脱症状が生じる
③耐性 インターネットゲームに費やす時間が増大する
④コントロール不能 心理社会的問題が生じているのにもかかわらず，使用を継続する

ムに対する依存では，使用をコントロールできるようになることを目指します．併存している発達障害や精神疾患を標的とした薬物療法と並行し，心理療法を用いたアプローチを行います．心理療法では動機づけ面接（対象者の主体性を促す面接法）や認知行動療法，家族療法，集団精神療法を用いることが多いようです[18]．

⑤ メディアの影響と自己評価—摂食障害とボディ・イメージ

　ここまで，インターネットによる新たなコミュニケーション・チャネルが，私たちの生活に欠かすことができない便利な道具となっている一方，その使い方や受け取り方によって，心理・行動的な問題を引き起こす可能性があることを紹介しました．しかし，実は古くから私たちの生活に浸透しているテレビや雑誌などのメディアも，私たちの健康を害する刺激となることが指摘されています．

　私たちは良くも悪くもテレビや雑誌から発信される情報の影響を受けながら日常生活を送っています．これらの情報は，私たちの自己評価にも大きな影響をもたらします．ここではその一例として，若年女性を中心に蔓延する摂食障害との関係について紹介します．

❶ 摂食障害とボディ・イメージの問題

　摂食障害とは，神経性やせ症や神経性過食症などから構成される精神疾患です．摂食障害についての詳細は他書に譲りますが，神経性やせ症，神経性過食症ともにボディ・イメージの問題が関係していることがわかっています．

　ボディ・イメージの問題とは，客観的に見ると肥満ではないにもかかわらず，「自分は太っている」と認知するなど，自身の身体像をゆがめて認識してしまうことです．ボディ・イメージの問題は，肥満恐怖（太ることが怖い）や身体像不満足感（痩せていても自分の身体に不満をもつ）を喚起します．そのため，痩せるために過激なダイエットや過食・嘔吐などといった不適応的な食行動を引き起こし，心身ともに危険な状態へと移行してしまいます．

❷ メディアが価値基準に与える影響

　ボディ・イメージの問題は，「痩身でなくてはならない」「痩身であるべきだ」という価値基準と密接に関係しています．そこにはメディアからの影響がおおいに関係していると考えられます．テレビや雑誌で活躍するモデルは痩身であることが多く，特に若年女性では「痩せていることに価値がある」という社会文化的風潮がスタンダードなものになっていると言っても過言ではありません．そこでは，「痩せる＝自分自身の評価を高める」いう図式ができ上がると考えられます．痩せることは単に痩身を求め体重を減らすことではなく，他者からも高く評価される自分を手に入れるための手段と考えられます．過度のダイエット行動や過食・嘔吐をはじめとした，痩

身を獲得するための危険な食行動は，"他者に認められる自分"を獲得するための行動といえ，摂食障害の治療を行う際には，他者との関係性や自己評価などについて取り上げ，支援することが必要不可欠です．

なお，イタリア政府は，2006年にBMI（body mass index）が18.5以下のモデルを規制し，フランスでは2015年，痩せすぎのモデルを規制する法律が成立しました．こうした国を挙げての規制をみると，摂食障害について，メディアからの影響が多大に関係していることがわかります．テレビや雑誌以外のメディア（SNSなど）の浸透を考えると，ボディ・イメージの問題や摂食障害の発現・維持要因として，これらのメディアが与える影響も想定することができます．今後実証的な研究が進められるでしょう．

📖 引用・参考文献

- -

1) 総務省：令和元年 通信利用動向調査（世帯編）．2020．
https://www.soumu.go.jp/johotsusintokei/statistics/pdf/HR201900_001.pdf

2) 内閣府：令和元年度 青少年のインターネット利用環境実態調査．2020．
https://www8.cao.go.jp/youth/youth-harm/chousa/r01/net-jittai/pdf-index.html

3) 大坊郁夫：しぐさのコミュニケーション―人は親しみをどう伝えあうか，サイエンス社，1998．

4) 大坊郁夫 編：幸福を目指す対人社会心理学―対人コミュニケーションと対人関係の科学．ナカニシヤ出版，2012．

5) Kraut, R., Patterson, M., Lundmark, V., et al：Internet paradox. A social technology that reduces social involvement and psychological well-being?. Am Psychol, 53 (9)：1017-1031, 1998.

6) Kraut, R., Kiesler, S., Boneva, B., et al：Internet paradox revisited. Journal of Social Issues, 58 (1)：49-74, 2002.

7) 大坊郁夫：ネットワーク・コミュニケーションにおける対人関係の特徴．対人社会心理学研究，2：1-14，2002．

8) 坂元章，磯貝奈津子，木村文香 他：社会性訓練ツールとしてのインターネット―女子大学生のシャイネス傾向者に対する実験．日本教育工学雑誌，24 (3)：153-160，2000．

9) 三浦麻子：ネットワーク・コミュニケーションの諸相―コミュニケーションの特徴とさまざまな利用形態．シミュレーション＆ゲーミング，13 (1)：44-55，2003．

10) 太幡直也，佐藤広英：SNS上での自己情報公開を規定する心理的要因．パーソナリティ研究，25 (1)：26-34，2016．

11) Christofides, E., Muise, A., Desmarais, S.：Risky disclosures on Facebook：The effect of having a bad experience on online behavior. Journal of Adolescent Research, 27 (6)：714-731, 2012.

12) 平井智尚：なぜウェブで炎上が発生するのか―日本のウェブ文化を手がかりとして．情報通信学会誌，29 (4)：61-71，2012．

13) 諸井陽子，小林元，菅原亜紀子，石川和信：医療系学生・医療専門職が起こしたインターネット上のモラルハザード事例．医学教育，47 (3)：185-187，2016．

14) 総務省情報通信政策研究所：高校生のスマートフォン・アプリ利用とネット依存傾向に関する調査報告書．2014．
https://www.soumu.go.jp/main_content/000302914.pdf

15) Young, K. S.: Internet addiction: diagnosis and treatment consideration. Journal of Contemporary Psychotherapy, 39: 241-246, 2009.

16) 日本精神神経学会（日本語版用語監修），髙橋三郎・大野裕（監訳）：DSM-5 精神疾患の診断・統計マニュアル．医学書院，2014．

17) Bozkurt, H., Coskun, M., Ayadin, H., et al.: Prevalence and patterns of psychiatric disorders in referred adolescents with Internet addiction. Psychiatry and Clinical Neurosciences, 67 (5) : 352-359, 2013.

18) 中山秀紀：特集 現代の若者のメンタルヘルス　若者のインターネット依存．心身医学，55 (12)：1343-1352，2015．

19) Young, K. S.：Caught in the Net: How to Recognize the Signs of Internet Addiction--and a Winning Strategy for Recovery. Wiley, 1998.

20) 総務省情報通信政策研究所：青少年のインターネット利用と依存傾向に関する調査 調査結果報告書，2013．
https://www.soumu.go.jp/iicp/chousakenkyu/data/research/survey/telecom/2013/internet-addiction.pdf

インターネット依存の程度を測定しよう

1 あなたのインターネット依存の程度はどのくらいでしょうか. 各項目について「1. 全くない」〜「5. いつもある」のうちあてはまるものを1つ選び, 回答が終わったら合計点を算出してみましょう.

	質問	回答欄
1	気がつくと, 思っていたよりも長時間インターネットをしていることがある	
2	長時間のインターネット利用のために家庭での役割や家事がおろそかになることがある	
3	配偶者や友人と過ごすよりも, インターネットを利用したいと思うことがある	
4	インターネットで新たな知人を作ることがある	
5	周囲からインターネットを利用する時間や頻度について文句を言われたことがある	
6	長時間のインターネット利用のために学校の成績や学業に支障をきたすことがある	
7	インターネットが原因で, 仕事の能率や成果に悪影響が出ることがある	
8	他にやらなければならないことがあっても, 先にメールやSNSなどをチェックすることがある	
9	人にインターネットで何をしているのか聞かれて言い訳や隠そうとしたりすることがある	
10	日常の生活の問題から気をそらすため, インターネットで時間を過ごすことがある	
11	気がつくと次のインターネット利用を楽しみにしていることがある	
12	インターネットのない生活は, 退屈で, むなしく, わびしいだろうと不安に思うことがある	
13	インターネット利用中に邪魔をされると, イライラしたり, 怒ったり, 言い返したりすることがある	
14	夜遅くまでのインターネット利用によって睡眠時間が短くなることがある	
15	インターネットをしていなくても, インターネットのことを考えてぼんやりしたり, インターネットをしているところを空想したりすることがある	
16	インターネットをしているとき「あと数分だけ」と自分で言い訳することがある	
17	インターネットの利用時間・頻度を減らそうとしても, できないことがある	
18	インターネットの利用時間・頻度を人に隠そうとすることがある	
19	誰かとの外出よりもインターネットの利用を選ぶことがある	
20	インターネットをしていないと憂鬱になったりイライラするが, 再開すると嫌な気持ちが消えることがある	

「1. 全くない」「2. まれにある」「3. ときどきある」「4. よくある」「5. いつもある」から1つ選んで回答欄に記入する.

合計得点	

（文献19）より作成）

解説

この尺度はヤングYoung, K. S.（1998）が強迫性ギャンブル依存症の診断基準を参考に作成したものです. 20項目の合計得点について, 得点が高いほどインターネット利用による弊害が大きく, 20〜39点がインターネット依存傾向低群, 40〜69点がインターネット依存傾向中群, 70〜100点がインターネット依存傾向高群に区分されます[20].

インターネット依存傾向の得点が高いからといって, 治療が必要なインターネット依存というわけではありませんが, 自分の現状を把握することは大切です.

5

感　情

　日常生活を送るなかで，感情がたかぶる経験や気分が落ち込むことは，誰もが経験することです．感情がたかぶるとき，気分が落ち込むとき，私たちはどのように変化しているのでしょうか．また，対人関係を築くうえで，感情が喚起することや他者の感情を認識することにはどのような意味があるのでしょうか．

　感情や情動に関する研究を概観すると，それらがどのように喚起するのか，そのプロセスを検討するものや，私たちにはどのような感情や情動が備わっているのかを分類するものなど多様な知見が示されていることがわかります．さらに，人間関係（特に治療関係）のなかでは，感情のやり取りが，その関係を阻害する要因となることもあります．

　本章では，感情の定義について整理し，感情が喚起する心理的メカニズムについて考えるほか，対人関係で生じる感情の影響や医療現場における感情労働について紹介します．

1 感情とは

1 感情，情動，気分

　心理学領域において，**感情**（affect）という言葉を用いるとき，**情動**（emotion）と**気分**（mood）との関係について理解する必要があります．情動は，それが生じる原因が明らかであり，短時間持続し，生理的反応や特定の行動（回避や攻撃など）が生じる強い感情を意味します．また，気分はそれが生じる原因は明らかではなく，漠然としていて，情動と比較すると，長時間持続し弱いものです．情動と気分をまとめて，感情と表現されます．一般的に用いられる「感情」という言葉は，強くて短期的な情動と，弱くて長期的な気分とがまとまったものと考えてください．

Topics｜情緒と情操

　感情に関係する言葉として，情緒や情操などといったものがあります．感情と情緒を明確に区別することは難しいですが，英語では情緒はfeelingと表現され，情動（emotion）よりもやや弱い感情といえるでしょう．また，情操は芸術など文化的なものに対してもたれる感情です．小学生が観劇に出かけるなどといったことは，情操を豊かにする教育であり，情操教育といえるでしょう．

2 感情を構成する要素

　感情は，いくつかの要素から成り立つとされています[1]．具体的には，①認知的評価，②主観的体験，③思考−行動傾向，④内面的な身体的変化，⑤顔の表情，⑥感情に対する反応の6つです．以下に，それぞれどのようなことを意味するかくわしく紹介します．

❶認知的評価

　認知的評価とは，その人が置かれた環境で，その環境をどのように認識するかという個人的なプロセスです．認知的評価を通じて，個々の体験が異なります．

❷主観的体験

　認知的評価を通じて，その環境を体験することです．たとえば，他者からみるととてもよい体験をしていたとしても，その人はその体験をネガティブなものと評価（認知的評価）した場合，その人の主観的な体験はネガティブなものとなってしまいます．

❸思考−行動傾向

　個人の主観的体験は，思考や行動の形態に影響を与えます．他者からみるととてもよい経験であったとしても，主観的にネガティブな体験と認識する場合，悲観的な思考が生まれることや，そのネガティブな体験から回避するような行動が生じる可能性もあります．

❹内面的な身体的変化

　思考−行動傾向（思考や行動の変化）と連動し，内分泌物質の変化や心拍数の変化などといった身体的変化が生じます．

❺顔の表情

　内面的な身体的変化と同様に，表情も多様に変化します．感情を察知するうえで最もターゲットにすべき身体部位は顔ともいえます．それは，感情は表情に如実に現れるためであり，他者理解を促進するためにも，表情を観察することは必要不可欠です．

❻感情に対する反応

　①〜⑤のプロセスを経て，感情が喚起され，その感情は身体的・心理的変化をもたらします．そして，こうした変化を認識し，感情をコントロールすることや，その感情を喚起させる環境をコントロールするなど，さまざまな対処を行い，心身のバランスをとります．

　上記のようなプロセスをみると，感情は"ただ"喚起されている訳ではなく，環境や身体的変化を認知的に処理しながら生じているものと理解することができます．

② 感情喚起のメカニズム

　感情がどのように喚起されるのか，生体や心理的側面がどのように関与しているかについて，さまざまな検討が行われてきました．ここでは，感情喚起のメカニズムを検討した代表的な研究を紹介します．

1 末梢起源説（ジェームズ＝ランゲ説）

　ジェームズ James, W. と同時期にランゲ Lange, C. が同様の理論を提唱したことから，ジェームズ＝ランゲ説とよばれます．これは，「泣くから，悲しい」と考えるもので，身体的変化が感情を喚起すると想定した考え方です（図1）．ここでは，ある環境からの刺激を中枢（大脳皮質）が知覚し，その後，身体反応が生じ，その身体反応を体験することで感情が喚起すると考えるものです．身体反応，すなわち末梢の反応が起源であることから，末梢起源説とよばれます．

2 中枢起源説（キャノン＝バード説）

　キャノン Cannon, W. B. の提唱した理論をバード Bard, P. が支持したことから，キャノン＝バード説とよばれます．末梢起源説が「泣くから，悲しい」とするのに対し，中枢起源説は「悲しいから，泣く」と考えるものです（図2）．ここでは，ある環境からの刺激は，視床で受け取られ，視床から大脳皮質や視床下部へと刺激が送られることが想定されています．また，大脳皮質では感情体験の種類が決定され，視床下部では身体反応の種類が決定されると考えられています．たとえば，森で熊に遭ったという体験（環境からの刺激）が，恐怖感情を喚起し（大脳皮質で決定），逃げるという行動が生じる（視床下部で決定）ことです．このように，中枢の働きにより感情が喚起されることから，中枢起源説とよばれます．

3 二要因説

　この理論は，シャクター Schachter, S. とシンガー Singer, J. によって提唱されたも

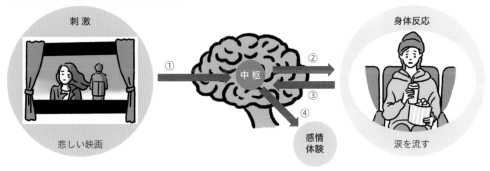

映画館で悲しい映画を観て涙を流した場合

図1　末梢起源説（ジェームズ＝ランゲ説）

刺激が中枢（特に感覚野や運動連合野がある大脳皮質が想定される）に到達し（①），中枢の働きによって身体反応が生じる（②）．身体反応が中枢に到達することで（③），感情体験が生じる（④）．

ので，感情喚起には，生理的手がかりと認知的手がかりが相互に関係すると考える
ものです．ここでは，<u>環境からの刺激により生理的な変化（身体反応）が生じた場合，
その生理的な変化をどのように認識するかにより，感情体験が決まる</u>といったこと
を想定しています（図3）．たとえば，森で熊に遭って（環境からの刺激），心拍数が
増大したこと（生理的な変化）を，「ドキドキしているのはさっき走ったからだ」と考
えるのであれば，恐怖感情は喚起されず，「熊に遭遇したからだ」と考えるのであれ
ば，恐怖感情が喚起されることになります．

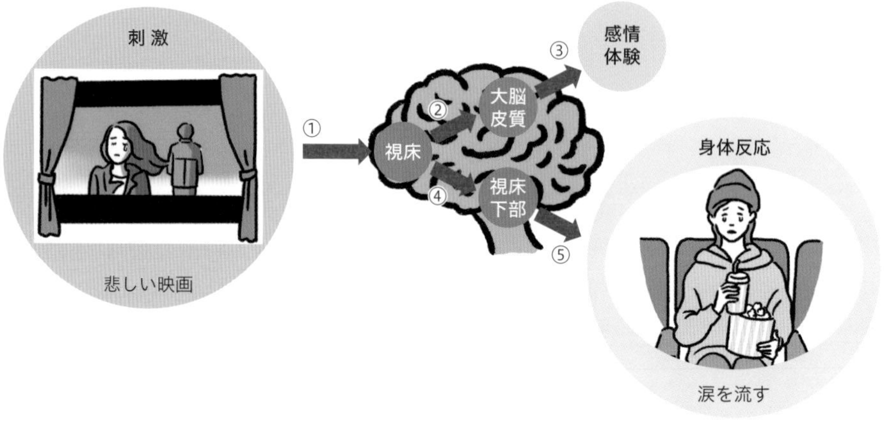

映画館で悲しい映画を観て涙を流した場合

図2 中枢起源説（キャノン＝バード説）
刺激が視床を経て（①），視床から大脳皮質へ到達する（②）ことで，感情体験の種類が決まる（③）．
視床から視床下部へ刺激が到達する（④）ことで，身体反応の種類が決まる（⑤）．

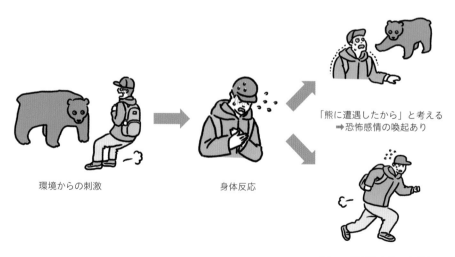

「熊に遭遇したから」と考える
➡恐怖感情の喚起あり

「走って逃げたから」と考える
➡恐怖感情の喚起なし

環境からの刺激　　　　　　　　身体反応

図3 二要因説

4 認知説

アーノルド Arnold, M. B. が提唱したことから，アーノルド説ともよばれます．環境からの刺激とそこで生じる感情との間には，認知的評価が介在することが想定されています．ここでの認知的評価とは，良いか悪いかの評価であり，良いと評価される場合には接近行動が生じ，悪いと評価されると回避行動が生じることが想定され，こうした行動とともに感情体験が生じると考えられています．たとえば，森で熊に遭うこと（環境からの刺激）を良いと評価する（認知的評価）場合，接近行動に伴いポジティブな感情が喚起され，悪いと評価して回避行動をとるのであれば，ネガティブな感情が喚起すると考えます．

> **Topics　感情と中枢**
>
> 　感情が喚起するプロセスには，中枢が深く関係しています．たとえば，扁桃体は恐怖感情，側坐核は快感情に関係し，前頭眼窩野は感情のコントロール機能に影響するとされています．また，視床下部は自律神経系をコントロールすることから，交感神経と副交感神経のそれぞれの賦活により，感情にも影響が与えられるものと考えられます．

3 感情の種類

感情は，たとえば，喜怒哀楽のようにいくつかの種類に分けることができます．そして，感情にはどのようなものが存在するかについても，これまで検討が進められてきました．ここでは，感情を分類した代表的研究を紹介します．

1 表情3次元モデル

シュロスベルグ Schlosberg, H. は，72枚の表情写真を用意し，それらの写真を実験対象者へ提示し，どのような感情を示しているか評価することを求めました．その結果を分類した結果，表情（表情が示す感情）は，6段階の連続したモデルであることが示されました．また，このモデルは，快－不快と注意－拒否の2次元の質的内容をもつことが想定され，また，賦活水準（睡眠か覚醒・緊張か）を合わせた3次元のモデルとして表現されています（図4）．逆円錐で表現されるモデルですが，その体積が感情喚起の量を示しています．睡眠状態では感情はあまり喚起されず，覚醒・緊張状態で最も喚起されることを示すモデルです．

2 表情4次元モデル

デーヴィッツ Davitz, J. R. は，代表的な情動を示す言葉（情動語）を50語選択するとともに，情動が喚起されるような場面を文章で表現したものを用意しました．そして，実験対象者にその場面と最も一致する情動語を50語のなかから選択してもら

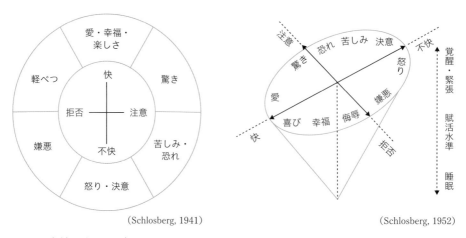

（Schlosberg, 1941）　　　　　　　　　　　　　　（Schlosberg, 1952）

図4　表情3次元モデル

うことで，情動を分類しました．その結果，情動は賦活性次元，関係性次元，快楽
性次元，能力性次元に分類されることを示しました．賦活性次元は睡眠か覚醒かの
次元，関係性次元は接近か拒否か，快楽性次元は快か不快か，能力性次元は自信か
無力か，などといった意味合いをもつもので，感情の基本的構造を理解する基礎的
知見といえます．

❸ 情動立体モデル

　プルチック Plutchik, R. は，情動を人間が環境に適応するために必要なものと位置
付けています．この理論では，実験対象者に情動語を示し，その強度を評価しても
らうことで情動を分類することを試みました．その結果，基本的な情動は喜び・受
容・驚き・恐れ・悲しみ・嫌悪・期待・怒りの8種類に分類されることを示してい
ます．そして，この8種類の情動は連続性をもつものであると想定されており，隣り
合う情動の混ざり合う情動（中間情動）が存在することも想定しています．さらに，
シュロスベルグが対象としたモデルと同様に縦軸を情動の強度とした立体モデルを提
唱しています（図5）．

❹ 表情の比較文化的研究

　エクマン Ekman, P. とフリーセン Friesen, W. V. は，研究対象者に表情写真を判定
してもらうという方法を用いて，情動と表情との関係を明らかにしました．この研究
はニューギニアの奥地で行われたフィールドワークであり，研究対象者はニューギ
ニアに住む原住民でした．ここでは，原住民たちが出会ったことのない人種の表情
写真を提示し，その表情が示している情動の判定を求めるという手続きがとられまし
た．その結果，出会ったことのない人種の表情であっても，その表情が表す情動は
正確に評定されることを示しています．こうした研究の成果は，老若男女，たとえ
人種が異なったとしても，ある表情は特定の情動を表す可能性があることを示唆し

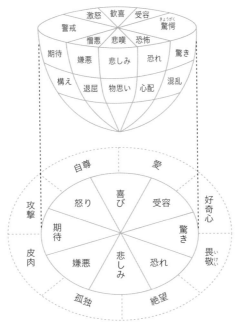

図5　情動の立体モデル

(Plutchik, 1962)

ています.

4 感情認知と対人関係—転移

1 治療者・支援者と患者との難しい関係（転移とは）

　対人関係を築くなかで，感情をやり取りすることがあります．こうした感情のやり取りが，治療者・支援者と患者との関係に限定した場合，**転移**とよばれることがあります．転移とは精神分析学の領域で提唱されている防衛機制の1つであり，治療者・支援者と患者との間で生じる転移感情は，治療中の心理的距離を狂わせることや，治療への抵抗を引き起こすことなどがあり，治療関係を難しくすることがあるとされています．防衛機制とは無意識で生じる心理的機制（葛藤や欲求不満の状態で心のバランスをとること）です（➡第6章，p.53）．したがって，転移も意識的に生じるものではなく，無意識に生じます．"知らぬ間"に生じてしまうので，他者を支援するときに転移が生じていないかについて敏感に察知することが必要不可欠です．

2 転移の種類

　転移には，全部で4種類あります（表1）．転移は，患者から治療者・支援者へ向けられる感情を指し，陽性と陰性に分けられます．反対に治療者・支援者から患者へ向けられる感情は**逆転移**とよばれ，これも陽性と陰性に分けられます．なお，転

表1　転移と逆転移

	転移	逆転移
陽性	**陽性転移** 患者→治療者・支援者のポジティブな感情	**陽性の逆転移** 治療者・支援者→患者のポジティブな感情
陰性	**陰性転移** 患者→治療者・支援者のネガティブな感情	**陰性の逆転移** 治療者・支援者→患者のネガティブな感情

注) ポジティブ，ネガティブは本来的なポジティブ，ネガティブではなく，両者とも治療関係を阻害する要因となる．

移・逆転移という考え方は，日常生活の人間関係に適用されるものではなく，患者と治療者・支援者との間で生じる関係について検討する際に用いられる考え方です．表1では，陽性をポジティブ，陰性をネガティブと表現しましたが，ポジティブといっても，決して喜ばしいものではなく，患者との違和感のある関係をつくり上げる素となるものといえます．

　前述のとおり意識して行われる感情のやり取りではないので，治療や支援の関係を継続するなかで，治療者や支援者が日々自己点検を行うことが必要不可欠です．

5　感情労働とバーンアウト

1 感情労働

　感情労働（moral work, emotional labor）とは，職業的に求められる感情状態を維持するために，自身の感情を抑えることや喚起することを求められる労働を指します．たとえば，医療職という職業的役割を果たすために，たとえプライベートで悲しいことがあったとしても，患者を前にした状況では平静を装い，あるときには明るく笑顔で接する必要がある，などといったことが挙げられます．

　感情労働の特徴は，表2のように整理されています[2]．①に挙げられている特徴をみると，医療職の多くが該当するでしょう．また，②の特徴をみても，医療職が患者と接するなかで求められる重要な役割のひとつです．③の特徴も職場の研修や勉強会，あるいは各種委員会などを通して求められるものともいえます．

2 バーンアウト

　このように，医療現場で専門性を発揮する労働者は，自分自身の感情を調整あるいは削り取られながら働いているといった側面もあります．こうした，非常に過酷ともいえる環境のなかで，燃え尽きてしまう医療職も少なくありません．これは**バーンアウト（燃え尽き症候群）**などとよばれ，かつてから心理学あるいはその関連領域において盛んに研究が行われてきました．バーンアウトは人を相手とする仕事を行う人々に生じる情緒的消耗感（情緒的資源が枯渇して精神的に疲れてしまう），脱人格

表2　感情労働の特徴

①対面あるいは声によって人と接することが不可欠な職種に
生じる
②他人のなかになんらかの感情変化（感謝や安心など）を起こ
さなければならない
③雇用者が研修や管理体制を通じて労働者の感情をある程度
コントロールする

（文献2）より作成）

化（患者などへの否定的感情や機械的対応），個人的達成感の低下（仕事そのものへの達成感が失われる）の3症状が示されるストレス反応のことです．看護師の離職願望などとの関連も指摘されています．

　バーンアウトの低減には再評価（ネガティブ感情やそれに伴う思考，原因について他の観点からとらえ直すこと）や気晴らし（注意をネガティブ感情やそれに伴う思考・原因から，ネガティブでない対象に移行すること）が有効であるとされています．

　バーンアウトは，まさに燃え尽きてしまっている状態を指す用語ですが，燃え尽きるためには，その前提として精一杯仕事に取り組んでいるというプロセスが存在しています．仕事に対する自己効力感（自分自身が環境に影響を与えられていることや役に立っているなどという実感，➡第11章，p.110）を得ることができない場合，バーンアウトの状態に陥る可能性があります．自分自身が従事していることのなかで，"できている感覚"を得ることはとても大切です．「何もできていない」ではなく「何かはできている」というように日々を見つめ直すことも必要なのではないでしょうか．

引用・参考文献

1）今田純雄, 北口勝也 編：現代心理学シリーズ4 動機づけと情動. 培風館, 2015.
2）Hochschild, A. R. 著, 石川准, 室伏亜希 訳：管理される心—感情が商品になるとき. 世界思想社, 2000.
3）大平英樹 編：感情心理学・入門. 有斐閣, 2010.
4）鈴木直人 編：感情心理学. 朝倉書店, 2007.
5）浜治世, 浜保久, 鈴木直人：感情心理学への招待—感情・情緒へのアプローチ. サイエンス社, 2001.

1日を振り返ろう

1 昨日の出来事（朝起きてから夜寝るまで）を思い出してください（昨日のことなので，一生懸命に思い出そうとすれば，詳細に思い出すことも可能でしょう）．下に昨日の出来事のうち印象深かったものを10個書き出してみましょう．

2 思い出すことができたら，その出来事を最も良かった場合を10として評価してみましょう．

出来事	評価
1.	/10
2.	/10
3.	/10
4.	/10
5.	/10
6.	/10
7.	/10
8.	/10
9.	/10
10.	/10
	/100

3 1日の出来事を100としたとき，皆さんの体験は何点だったでしょうか？ もしも合計得点が低いなと思った場合，もう一度，「良いところ探し」をしてみましょう．何気ない出来事やネガティブに受け取ってしまいたくなる出来事の良い側面を発見することで，得点は100に近づく可能性もあるでしょう．

6

葛藤と欲求不満

日々，生活するなかで，「やる気」をもつことができるケースもあれば，そうでもない（やる気が出ない）ケースもあるでしょう．一体「やる気」とは何なのでしょうか？　また，私たちはあらゆる欲求をもち，それを充足させることを願うことも多いのではないでしょうか．しかしながら，すべての欲求を充足させることは困難であり，欲求が充足できない状態，すなわち欲求不満に陥ることも少なくなく，こうした欲求不満の状況は，心理的な緊張感を高め，場合によっては不調をきたすこともあるかもしれません．

やる気は，「目標を達成したい！」という欲求ともいえます．また，心理的に破綻してしまうような欲求不満や葛藤の状態に陥った場合，どうにかして心理的なバランスを保とうとする手段がとられることがあり，これは防衛機制とよばれます．

本章では，葛藤と欲求不満について説明するとともに，代表的な防衛機制を紹介します．

1 葛藤

葛藤とは，いくつかの選択肢があった場合に，どの選択肢も選ぶことができない状況で生じるものです．いわば板ばさみの状況です．こうした状況では，心理的緊張感は高まり，場合によっては情緒不安定な状態を引き起こすこともあります．そして，葛藤はいくつかの種類に分けることができます（表1）．

葛藤の状態から回避するためには，葛藤を生む選択肢のいずれかを手放す必要があるかもしれません．また，患者との関係においても，患者がどのような葛藤をもっているのかを十分整理してとらえる必要があります．

2 防衛機制

葛藤や欲求不満の状態が続く場合，心理的緊張が高まることは前述のとおりです．そして，葛藤や欲求不満が強ければ強いほど，心理的緊張も高まり，場合によっては耐え切れず破綻してしまう可能性もあります．そこで，心理的な機制（心理的なバランスがとれるようにすること）を働かせ，苦しい状況に何とか対処することを目指します．これを**防衛機制**とよびます．防衛機制は精神分析学の領域で提唱された概念であり，他者を理解するうえでも重要な役割を果たします．

表1　葛藤の種類

接近−接近の葛藤

2つの選択肢が存在する場合，その選択肢の両者が好ましいものであり，選択に苦慮する状態．

例：就職先Aも就職先Bも条件が良く選択できないなど

接近−回避の葛藤

1つの選択肢が好ましく，もう1つの選択肢が好ましくない状況で選択に苦慮する状態．

例：健康になる（好ましい選択肢）ためには，手術をする（好ましくない選択肢）必要があるなど

回避−回避の葛藤

2つの選択肢が存在する場合，その選択肢の両者が好ましくないものであり，選択に苦慮する状態．

例：症状が悪化する（好ましくない選択肢）が，手術を受ける（好ましくない選択肢）ことも避けたいなど

二重接近−回避の葛藤

2つの選択肢のなかに，好ましい条件と好ましくない条件が存在し，選択に苦慮する状態．

例：治療法Aは短期間で改善する（好ましい条件）が，手術を受ける必要がある（好ましくない条件），治療法Bは改善まで時間を要する（好ましくない条件）が，手術はしなくてよい（好ましい条件）ため，AとBのどちらを選択するか悩むなど

---

1 精神分析学とは

　ここで，精神分析について少し解説します．**精神分析学**は，ジークムント・フロイトFreud, S.が創始したもので，非常に有名な学問体系です．局所論や構造論とよばれる理論的基盤をもち，無意識の世界を扱った独創的な知見を示しています．また，フロイトに師事した多くの精神分析家たちも，独自の精神分析学的理論を提唱しています．なお，ジークムント・フロイトの娘であるアンナ・フロイトFreud, A.は，フロイトに師事した多くの精神分析家たちの提唱した心理的機制をまとめ，防衛機制としてまとめました．ここでは，精神分析学の基本的な理論を簡単に紹介します．

❶局所論

　局所論とは，人間の心を意識・前意識・無意識に分けてとらえた考え方です．心的装置とよばれるものが想定されています（図1）．意識の世界は心的装置でいうと，最上部のでっぱり部分です．意識は覚醒時に優位になり，大きな筋肉運動などを引き起こします．前意識はいわばボーっとした状態です．そして，無意識は覚醒時には認識することができない意識の世界であり，睡眠時と類似するものといえます．なお，覚醒しているときに生じるさまざまな体験は，意識によって認識されますが，その体験が非常に脅威なものであるとき，後述する「抑制」とよばれる防衛機制が働きます．

❷構造論

　構造論では，エス（イドともよばれます）とエゴ（自我），スーパーエゴ（超自我）が想定されています．それぞれ，私たちを突き動かす心理的なエネルギーと考えてくだ

氷山にたとえると…

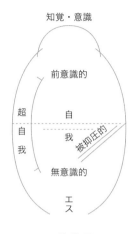
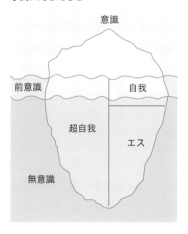

図1　心的装置　　　　　　　　　　　　　　　　　　(Freud, 1933)

さい．エスは，リビドー（本能的な欲動）を満たす方向に人間を突き動かします．これは快楽原則とよばれます．したがって，エスしか存在しない場合，人間としての倫理を守ることが難しくなってしまいます．そこで，エゴが活躍します．エゴは現実原則にしたがい，人間が人間として生活できるようにエスのことを抑えます．一方で，人間は社会的動物と形容されるように，社会的なルールにしたがい生活する必要があります．社会的秩序を守るよう人間を方向づける心理的エネルギーはスーパーエゴとよばれます．

　このように，構造論では，3つの心のエネルギーがせめぎ合いながら，人間として日常生活を送ることができると考えられています．

❸発達論

　精神分析学における発達のとらえ方も特徴的で，各発達段階にはユニークなネーミングがされています（表2）．各発達段階では，各段階でもたれる欲求（身体部位に生じる欲求）が想定されており，それが充足されることで健全なパーソナリティ（そのパーソナリティに基づく健全な行動）が形成されると考えられています．

　誕生から1歳半頃までは，口と唇に欲求をもつ**口唇期**です．この時期は，養育者からお乳をもらうこと，すなわち口と唇で乳房に吸い付くことを欲求としてもつとされ，その欲求が充足されない場合，将来的には，ヘビースモーカーになることや爪噛みといった行動が生じ，発達段階で充足できなかった欲求を別の行動で充足すると考えられています．

　また，1歳半頃から3～4歳までは**肛門期**とよばれる時期です．この時期は，排泄物を溜め込んで，出すということに欲求をもつ時期とされます．その欲求が充足されない場合，将来的には，過度の節約家になることやさまざまなものを溜め込むなどといった行動が生じると考えられます．

表2　精神分析学における発達論

口唇期（誕生から1歳半頃）	唇を吸ったり噛んだりする行為に快感を覚える
肛門期（1歳半頃から3〜4歳）	排泄物を体内に溜めて排泄する行為に快感を覚える
男根期（3〜4歳頃から5〜8歳頃）	男女ともに男根の有無が重要になる 異性の親に性的好奇心を向けるようになる
潜在期（学童期）	性に関する大きな発達・変化はみられない
性器期（思春期以降）	上記の小児性欲が大人の性愛・性器愛に統合される

　さらに，3〜4歳頃から5〜8歳頃までは**男根期（エディプス期）**とよばれる時期で，この時期は，異性の親に対して性的な欲求を向ける時期とされています．ここでは，同性の親から去勢されるのではないかという不安（去勢不安）をもちながら，正常な親子関係を培うことを目指します．そして，関係構築が上手くいかない場合，将来的にファザコンやマザコンとよばれるような関係をとることが想定されています．

2 精神分析学と防衛機制

　防衛機制は，心理的に破綻することを避けるために無意識に用いられるものです．無意識に用いられるので，本人も自覚はありませんが，人間関係を築くうえでもさまざまな影響を及ぼすものといえます．たとえば，患者を理解するとき，防衛機制の観点から観察することで，全く異なる患者像が見えてくることもあるでしょう．ここでは，代表的な防衛機制を紹介します（図2）．

❶抑圧

　代表的な防衛機制です．覚醒時に意識によって認識された体験が非常に脅威なもので，意識の世界で保つことが非常に難しい場合（意識の世界に保つことで心理的に破綻してしまうような場合），本当であれば意識の外へ出してしまえればよいのですが，そういう訳にもいきません．そこで，覚醒時には感知することができない無意識の世界へ押し込めることでなんとか破綻しないようバランスをとるのです．意識された脅威体験を無意識の世界へと抑圧することで，覚醒時には"知ることができない"状態にするということです．精神分析では，この無意識の世界へ抑圧された脅威体験が，現在の問題の原因であると考えます．

❷反動形成

　本心とは異なる行動をとることで，「本当はこうしたい，でもできない」といった欲求不満へ対処します．子どもが好きな子をいじめるといったことが例として挙げられます．

❸合理化

　イソップ童話の『すっぱい葡萄』では，キツネが葡萄を発見したとき，本当は食べたかったのですが，木登りができなかったため，「こんなすっぱい葡萄なんていらな

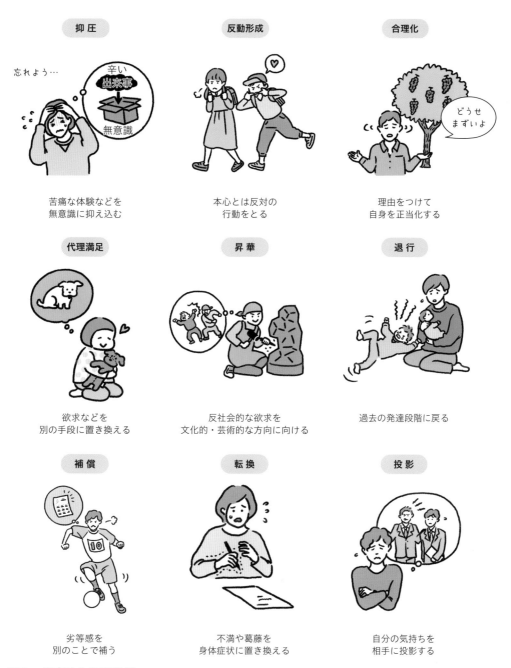

図2　**代表的な防衛機制**

い」と言い残し，その場を立ち去ります．これが合理化です．キツネにとっては合理的に解釈することで欲求不満を解決できない緊張から逃れています．周囲からみると言い訳に聞こえることも，実は本人にとっては"そう言うしかないこと"なのかもしれません．

❹代理満足

　置き換えともよばれます．たとえば，犬を飼いたいのだけど，飼うことができない場合，代わりに犬のぬいぐるみを手に入れるといったことを指します．

❺昇華

　倫理的に許されない欲求をもっており，それが充足できない場合，文化的・芸術的な方向にエネルギーを費やすことです．攻撃的な欲求を芸術作品にぶつけるといったことが例として挙げられます．

❻退行

　過去の発達段階へ戻ることを意味します．たとえば，発達して指しゃぶりが止まっていたとしても，それが再現されることです．弟や妹が生まれたとき，自分だけに注目が集まっていた発達段階でやっていたこと（指しゃぶりなど）をもう一度行い，再び注目を得たいといったことが例として挙げられます．

❼補償

　劣等感に対して用いられる防衛機制です．学業が思わしくない場合に，スポーツなどで良い成績を収めるなどといったことが例として挙げられます．

❽転換

　欲求が充足されないとき，身体症状を呈するという防衛機制です．たとえば，必ず合格しなければならない難易度の高い試験を目前に，手が震える（書痙）ことや視力が低下することなどが例として挙げられます．こうすることで，試験に失敗しても身体的症状へ原因帰属をすることができ，自身の能力不足といった理由から逃れることができます．

❾投影

　自分の気持ちを相手に投影するという防衛機制です．たとえば，他者のことが憎らしいと思ったとき，その気持ちを自分がもつことは好ましくありません．そこで，相手が「自分のことを憎らしいと思っている」と気持ちを投影するなどといったことが例として挙げられます．

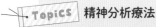

精神分析療法

　精神分析では，無意識の世界へ抑圧された過去の未処理な体験が，現在の問題をつくり上げていると考えます．そこで，無意識に抑圧された体験を扱う必要があるのですが，かつては，催眠や自由連想法などといった方法が用いられていました．催眠は無意識の世界へアクセスするひとつの手段ともいえますが，非常に深いリラックスをもたらす方法です．そして，非常に深いリラックス状態は無意識の世界を優位にすることから，無意識へのアクセスが可能となると考えられます．また，自由連想法は寝椅子へ横たわり，自由に発言を求めるというものですが，この発言のはしばしに無意識の世界が投影されるため，それを解釈することで無意識の世界を知るという古典的な方法です．現代では，患者との関係のなかで生じる転移（➡第5章，p.49）や抵抗などといった無意識で生じるプロセスを解釈し，患者へフィードバック（解釈投与）することで患者自身の洞察を得て症状の改善を目指す方法などが用いられます．なお，心理療法における催眠と，催眠術（エンターテイメントで用いられるショー催眠）とは異なるものです．

　以上，代表的な防衛機制を紹介しました．この他にもさまざまな防衛機制がありますが，他者との人間関係を築くとき，違和感があるような場合，防衛機制を用いた関係を築いている可能性もあります．また，第5章で紹介した，転移・逆転移も防衛機制の一種です．それぞれのポイントを理解し，他者と自己の理解を促進してください．

引用・参考文献

1）成田善弘：第6部 精神分析．氏原寛，亀口憲治，成田善弘 他，心理臨床大事典改訂版，培風館，2004．
2）北山修：精神分析理論と臨床．誠信書房，2001．
3）小此木啓五，馬場謙一 編：フロイト精神分析入門．有斐閣新書，1977．
4）妙木浩之：フロイト入門．ちくま新書，2000．

防衛機制とその理解を目指して

1 日常生活を送るなかで，さまざまな葛藤場面に遭遇することがあります．みなさんは，これまでどのような葛藤と遭遇してきたでしょうか？　本章で紹介した4種類の葛藤から考えてみましょう．また，こうした葛藤場面でどのような対処をしてきたでしょうか？　そして，その対処は防衛機制で説明することができるでしょうか？　考えてみましょう．

接近―接近の葛藤	葛藤場面
	そのときの対処法
	該当する防衛機制は？
接近―回避の葛藤	葛藤場面
	そのときの対処法
	該当する防衛機制は？
回避―回避の葛藤	葛藤場面
	そのときの対処法
	該当する防衛機制は？
二重接近―回避の葛藤	葛藤場面
	そのときの対処法
	該当する防衛機制は？

2 防衛機制は無意識で働く心理的な機制です．日常生活で遭遇する葛藤や欲求不満の場面で無意識にどのような対処をしているでしょうか？　改めて振り返り，より深い自己理解・他者理解を促進しましょう．

7

ストレス

日々生活を送るなかで，私たちは多種多様なストレスを感じます．そして，そのストレスに対処しながら，なんとかバランスを保ち，心身の健康を維持しながら生活を送っています．しかし，ストレスがより強く負荷されると，対処することすらできなくなり，心身の健康度は低下し，場合によってはストレス関連疾患とよばれる心身の不調が生じることもあります．それでは，ストレスとは一体何者なのでしょう？

ストレスは，ある嫌悪的な事象に出くわしてすぐに生じるものではありません．その嫌悪的な事象をどのように評価（認知的評価）をするかによって，ストレス反応が生じるか否かが決まります．また，ストレス反応が継続して生じているとき，その後，深刻な不調に陥るリスクは高まります．したがって，ストレス反応に上手に対処することも必要不可欠です．

本章では，ストレスの各種メカニズムやストレス対処法，ストレス関連疾患を紹介します．

1 ストレスとは

1 セリエのストレス学説

現代社会において，ストレスというと"心理的ストレス"と認識されることが多いと思います．しかしながら，セリエSelye, H.がストレス学説とよばれる考え方を提唱する以前，ストレスという用語は，機械工学の領域で"物理的な圧力"という意味で用いられるものでした．その後，セリエをはじめとして，医学や心理学領域でストレス研究が進められ，今では「ストレス」といえば，心身のストレスという意味で用いられることが多くなりました．

セリエは，動物実験などを通して，環境からのストレスが生体へどのような影響を与えるか検討しました．その結果，外界からのあらゆる要求（環境）によってもたらされる身体的な反応（特に生理的反応）は非特異的な反応であると結論づけました．これは，「環境からのストレス負荷により生じる身体的な反応は，ある特定の個人にのみ生じるものではなく，幅広く多くの人に生じる反応である」ということを意味しています．このように，ストレス研究の初期においても，誰もがストレスを受けることでなんらかの変化を体験する可能性があることが示唆されています．なお，内外（自分自身の思考や感情，環境）からの刺激を**ストレッサー**とよび，ストレッサーにより引き起こされる反応を**ストレス反応**（またはストレイン）とよびます（図1）.

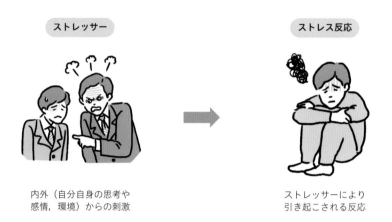

ストレッサー　　　　　　　　　　　ストレス反応

内外（自分自身の思考や　　　　ストレッサーにより
感情，環境）からの刺激　　　　引き起こされる反応

図1　ストレッサーとストレス反応

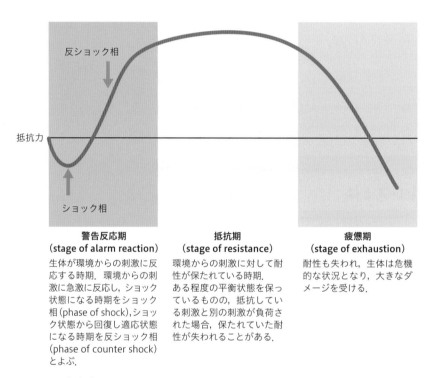

反ショック相

抵抗力

ショック相

警告反応期	抵抗期	疲憊期
(stage of alarm reaction)	(stage of resistance)	(stage of exhaustion)
生体が環境からの刺激に反応する時期．環境からの刺激に急激に反応し，ショック状態になる時期をショック相 (phase of shock)，ショック状態から回復し適応状態になる時期を反ショック相 (phase of counter shock) とよぶ．	環境からの刺激に対して耐性が保たれている時期．ある程度の平衡状態を保っているものの，抵抗している刺激と別の刺激が負荷された場合，保たれていた耐性が失われることがある．	耐性も失われ，生体は危機的な状況となり，大きなダメージを受ける．

図2　汎適応症候群の3段階

② 非特異的反応と適応症候群

セリエは，生体の非特異的反応を汎適応症候群や局所適応症候群と名付けました．**汎適応症候群**は生体の全体で生じる反応を指し，**局所適応症候群**は生体の局所で生じる反応を指します．また，汎適応症候群は，図2のように警告反応期，抵抗期，疲憊期の3つの時期から構成されています．

③ ストレスと生理的反応

汎適応症候群において，警告反応期のショック相では，アドレナリンの分泌や交

感神経系の活性化などの生理的反応が生じます（図3）．ストレッサーを受けると，視床下部から副腎皮質刺激ホルモン放出因子（CRH）が分泌されます．そして，副腎皮質刺激ホルモン放出因子の影響により，下垂体から副腎皮質刺激ホルモン（ACTH）とβ-エンドルフィンが分泌され，副腎皮質刺激ホルモンの影響を受けた副腎皮質はコルチゾール，副腎髄質はアドレナリンやノルアドレナリンを分泌します．これらのようなショック相における生体の反応の結果として生じる各種ホルモンは，ストレッサーに対抗するうえで必要不可欠なものです．

　ショック相では，その他に脾臓やリンパ腺，肝臓の萎縮，胸腺の浮腫，脂肪細胞の消失，体温の低下，消化管（胃や小腸など）の激しいただれなどといった生体的な反応が生じます．一方，反ショック相では，副腎皮質の肥大や脂肪細胞の回復，浮腫の消失などが認められ，ストレッサーに対する抵抗力が高まります．

Topics　ストレスはどう測定する？

　ストレス科学や医学・心理学領域では，ストレスがどの程度負荷されているか（どの程度ストレスを感じているか）について，さまざまな手法で測定されています．たとえば，ストレス状態を測定する質問紙法による測定は，心理学研究を行う際にもよく用いられており，よい質問紙も多数開発されています．その他にも，副腎皮質から分泌されるコルチゾールを測定することもあります．コルチゾールは唾液中に存在することから，唾液を採取することでストレス状態を評価することが可能です．

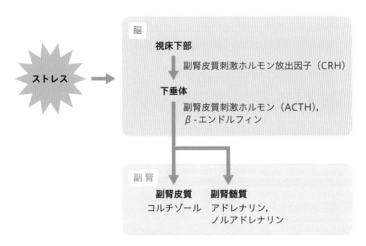

図3　警告反応期における生理的反応

② ストレッサーとは

■ ストレッサーの種類

ストレッサーはいくつかの種類に分けることができます（表1）．このうち，特に心理的なストレッサーや社会・文化的なストレッサーは，私たちの日常生活と切っても切り離すことができないストレッサーともいえ，十分に対処することが求められます．

図4は，労働者健康状況調査[1, 2]とよばれるもので，平成24年まで5年ごとに実施されていた全国的な調査の結果です．この結果から，労働者が抱えるストレス（厳密にいえばストレッサー）で一番多いものが"人間関係"だとわかります．医療機関に限定して行われた調査ではありませんが，医療機関においても，同僚や患者との関係など，職場における人間関係の問題は軽視することはできません．

表1　**ストレッサーの分類**

ストレッサー	具体例
物理的（環境的）ストレッサー	環境の温度，音，明るさなど
科学物質などによるストレッサー	大気汚染，アルコール，たばこ，薬物など
生物的なストレッサー	ウイルス，カビなど
心理的なストレッサー	悩み，葛藤，気分，感情など
社会・文化的なストレッサー	人間関係，経済状況，地域社会の慣習など

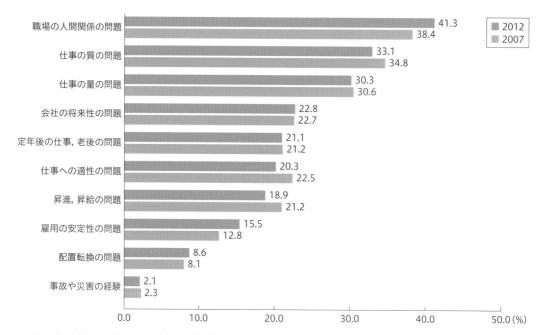

図4　**労働者における仕事や職業生活に関する不安，悩み，ストレスの有無および内容とその割合**

（文献1, 2）より作成）

2 オプティマル・ストレス

ストレスというと，悪いものと認識されることも多いですが，一概に悪いともいえません．最適なストレスは**オプティマル・ストレス**（optimal stress）とよばれ，オプティマル・ストレス下では，パフォーマンスが最も高くなることが知られています．

ストレス（厳密には，ストレッサーが負荷されている状況）は，図5のように大きく4つに分けることができます．オーバーストレスは，ストレッサーが過大に負荷されている状況で，アンダーストレスはストレスが負荷されていない状況です．また，ユーストレスは好ましい刺激が負荷される状況であり，ディストレスは好ましくないストレスが負荷される状況です．したがって，オプティマル・ストレスは，ユーストレスが適度に負荷されている状況といえるでしょう（図5では**a**に該当します）．一方，**b**の状態であれば，早急に対処することが求められます．

3 ライフイベントとストレス

人生において体験する出来事は，**ライフイベント**とよばれます．さまざまなライフイベントが存在するなかで，あるものはストレッサーとなり，私たちの心身の健康を脅かすこともあります．

ホームズHolmes, T. H. とレイRahe, R. H. は，ストレスフルなライフイベントに遭遇したとき，平常時の状態へ回復するまでに必要な労力を得点化し，表2のように序列化しました[3]．これは，**社会的再適応評価尺度**（The Social Readjustment Rating Scale）とよばれます．得点が高いものは，そのライフイベントに遭遇してから，平常の状態へ戻るまでに大きな労力が必要というものですが，注目すべきは，上位3位が"夫婦関係の変化"であるということです．夫婦という"密な関係の変化"が大きなストレッサーになると理解することができます．この研究は，1960年代の研究ですが，密な人間関係の変化が大きなストレッサーになるということは，現代社会においても同様だといえます．

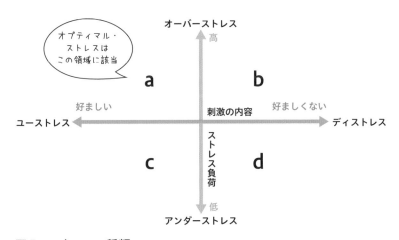

図5　ストレスの種類

表2 社会的再適応評価尺度

順位	ライフイベント	得点		順位	ライフイベント	得点
1	配偶者の死	100		23	子どもが家を離れる	29
2	離婚	73		24	姻戚とのトラブル	29
3	夫婦の別居	65		25	個人的な成功	28
4	留置所に勾留，刑務所に入るなど	63		26	妻の就職や離職	26
5	家族の死亡	63		27	就学や卒業，進学	26
6	自分の病気・障害	53		28	生活状況の変化	25
7	結婚	50		29	習慣の変化	24
8	解雇	47		30	上司とのトラブル	23
9	夫婦間の和解	45		31	仕事の時間や状況の変化	20
10	退職	45		32	住居が変わる	20
11	家族が健康を害する	44		33	学校が変わる	20
12	妊娠	40		34	レクリエーションの変化	19
13	性的困難	39		35	教会活動の変化	19
14	家族が増える	39		36	社会活動の変化	18
15	仕事への再適応	39		37	1万ドル以下の抵当か借金	17
16	経済状態の変化	38		38	睡眠習慣の変化	16
17	親友の死亡	37		39	家族・親戚づきあいの回数の増減	15
18	違った仕事への配置変え	36		40	食習慣の変化	15
19	配偶者との論争の回数の増減	35		41	休暇	13
20	1万ドル以上の抵当か借金	31		42	クリスマス	12
21	担保物権などを失う	30		43	ささいな違反行為	11
22	仕事上の責任変化	29				

（文献3）より作成）

+Topics｜ デイリーハッスルズ

　日常生活のなかでストレッサーにさらされることは誰もが経験することです．ストレスフルライフイベントのように，大きくまれに遭遇する出来事とは異なり，小さくとも日常生活でよく遭遇するストレスフルな出来事を，デイリーハッスルズとよびます．デイリーハッスルズのような小さなストレッサーであったとしても，それに日常的に遭遇することは心身の不調（ストレス反応）を引き起こす要因となり得ます．

③ 心理学的ストレス理論

　1980年代に入ると，ストレスについて心理学的立場から検討した研究も蓄積されるようになります．その代表格がラザルス Lazarus, R. S. とフォルクマン Folkman, S.

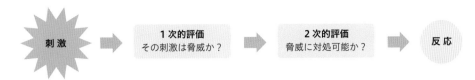

図6　心理学的ストレス理論

の心理学的ストレス理論です（図6）⁴⁾. この理論では，ある刺激がストレス反応を引き起こすとき，そのプロセスには認知的側面が関与していると考えるものです．認知的評価は1次的評価と2次的評価に大別され，1次的評価では「その刺激が脅威であるか否か」の評価を行い，2次的評価では「その脅威である刺激に対処することができるか否か」の評価を行います．たとえば，仮に1次的評価で「脅威である」と評価したとしても，2次的評価で「対処可能である」と評価した場合には，ストレス反応は生じません.

　心理学的ストレス理論から考えてみると，たとえば苦手な人が目の前に現れて緊張感や不安が高まったとしても，そこで「なんとかやり過ごせるから大丈夫」と対処可能性を実感することができれば，短期的に高まった緊張感や不安も低減し，ストレス反応は生じることがないということになります.

Topics　内的感情がストレッサーに？

　　自分を責め立てるような苦手な相手を目の前にするのは当然脅威です．そこで対処することもできないとなると，ストレス反応として不安や落ち込みが生じることもあるでしょう．こうした不安（内的感情）などがストレッサーとなり，この不安や落ち込みをより強くするという悪循環が生まれることがあります．不安は漠然としたものであることが多く，漠然とした不安は発見すると強化されることがあります．すると，ストレス反応として生じた不安が，そこに注目されることで強化され，その不安自体，脅威で対処できないものと認識されてしまうこともあるのです.

---

④ ストレスコーピング

　ストレッサーやストレス反応に対処することを**コーピング**（coping）とよびます．ストレッサーそのものに対して行うコーピングは問題焦点型コーピング，ストレス反応（特に不安などの情動的側面）に対して行うコーピングは情動焦点型コーピングとよばれます.

　問題焦点型コーピングは，ストレス反応を生む原因に対して対処することから，

表3 代表的コーピング法

- 休養をとる，十分な睡眠
- 適度な運動
- 入浴
- 趣味の実践
- 呼吸法（腹式呼吸など）
- 気逸らし・気晴らし
- 筋弛緩（自律訓練法・漸進的筋弛緩法など）

難しいことが多いかもしれません．たとえば，人間関係の問題が原因でストレス反応が生じている場合，問題焦点型コーピングを行うとなると，人間関係の問題そのものの解決を目指すことになります．

一方，**情動焦点型コーピング**は，生じている情動的な反応に対処するので，緊張感をほぐしてリラックスすることや発散して気晴らしをすることなど，より採用しやすいコーピング法であるといえます．

コーピングは個人的な資源です．したがって，各個人が自分に合ったコーピング法を手に入れておくことが重要です．そして，コーピング法の多くはリラクセーションを促す方法といえます．また，情動的な反応に対処し心理的な緊張をほぐそうとする際，心身相関とよばれる考え方に立つと，より効果的に情動焦点型コーピングを行うことができます．

表3は代表的なコーピング法（リラクセーション法）です．当然のことと思われるかもしれませんが，ストレス社会といわれる昨今，意図的に採用しない限り，十分なコーピングは難しいのかもしれません．

Topics 心身相関

心身相関とは，心理的側面と身体的側面が相関関係にあると考えるものです．心身医学の領域では，主に心身相関の立場から，ストレス関連疾患の治療を行うことも多く，とても重要な概念です．心理的健康度が高ければ身体的健康度も高く，心理的に緊張していれば，身体的にも緊張するなどと考えるものです．多様なストレッサーが存在すると，多くの場合，ストレス反応として心理的な緊張を伴います．このようなときは心理的緊張よりも身体的緊張（筋緊張）を低減させることの方が効果的であることから，筋弛緩を促すリラクセーション法を用いることで，心理的緊張へアプローチします．なお，リラクセーションは専門用語であり，カタカナ表記でもリラクゼーションではなくリラクセーションと表記します．

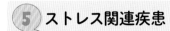 ⑤ ストレス関連疾患

1 心身症

　ストレスが関連する疾患として，**心身症**が挙げられます．日本心身医学会（1991）は，心身症をストレスに関連する疾患のうち，特に身体的症状が出現するものとし，「身体疾患の中で，その発症や経過に心理社会的因子が密接に関与し，器質的ないし機能的障害が認められる病態をいう．ただし，神経症やうつ病など，他の精神疾患に伴う身体症状は除外する」と定義づけました[5]．

　具体的な心身症を表4に挙げます．ストレスが関連している疾患は思いのほか，日常生活で目にする疾患であることがわかります．

2 心身症以外のストレス関連疾患

　ストレスが関連する疾患は心身症だけではなく，気分の落ち込みなどを主たる症状としたうつ病や，不安の問題が中核にある不安症など，さまざまなものが存在します．また，さまざまな精神障害は，ストレスが引き金となって発症するという考え方があり，それは**ストレス脆弱性仮説**とよばれます．これは，精神障害の素因はあるものの，発症するかしないかを決定するのはストレスであるという考え方です．心理的健康を保つためには，ストレスをマネジメントすることが非常に重要です．そして，ストレス脆弱性仮説に基づけば，精神障害の治療には薬物療法とあわせて，ストレスの緩和に役立つ心理的な支援も必要不可欠になります．

表4　**心身症の例**

呼吸器系	気管支喘息，過換気症候群など
循環器系	本態性高血圧，冠動脈疾患（狭心症，心筋梗塞），不整脈など
消化器系	過敏性腸症候群，胃・十二指腸潰瘍，潰瘍性大腸炎，慢性胃炎など
内分泌・代謝系	糖尿病，甲状腺機能亢進症，単純性肥満症など
神経・筋肉系	緊張型頭痛，片頭痛，痙性斜頸，書痙など
皮膚科領域	アトピー性皮膚炎，慢性蕁麻疹，円形脱毛症など
整形外科領域	腰痛症，関節リウマチなど
泌尿器・生殖器系	夜尿症，心因性頻尿，心因性インポテンスなど
眼科領域	眼精疲労，本態性眼瞼痙攣，視野狭窄など
耳鼻咽喉科領域	メニエール病など
婦人科領域	更年期障害，月経前症候群，月経異常など
歯科・口腔外科領域	顎関節症，口内炎など

　心身症を治療する際には前述のとおり，薬物を用いた治療と併せてストレス脆弱性仮説に基づいたストレス緩和に役立つ心理的支援が必要不可欠です．この心理的支援法は数多く存在し，これらは**心理療法**とよばれることもあります．

　心理療法は，その背景に理論をもつものが多く，体系的な方法（心理的な技法）によって問題の解決や改善，また，問題を呈していない場合には予防を目指すものです．カウンセリングも心理療法のひとつとして認識されることがありますが，臨床経験からすると，カウンセリングにより傾聴・共感し（➡第10章，p.97），信頼関係（ラポール）を築いたうえで，ある特定の心理療法を適用するという"使い方"が多いように感じます．

　心身症の改善や治療を目指すとき，十分なカウンセリングを行いながら，支援対象者をアセスメント（査定）し，支援の方針を定めます．さまざまな心理療法がありますが，認知療法や**認知行動療法**は，その治療効果も認められており，日本で唯一，保険適用が認められているものです．いずれにしても，カウンセリングや心理療法を適用する際には，十分なインフォームド・コンセントを得たうえで進めます．

　また，心身相関の観点からアプローチするのであれば，筋弛緩や呼吸法を用いた介入と認知的側面に対する介入の両者を用いることで，心身両面から改善を促すよう支援します．

　心身の不調を感じたときには心療内科や心理相談室を利用し，専門的な支援を受けることで，それらの症状が重篤になる前に食い止めることも可能です．

✎Topics　カウンセリングと心理療法

　カウンセリングと心理療法は，いずれも臨床心理学という学問領域がベースとなるものです．両者ともクライエントや患者とよばれる問題を抱えた人々を支援・治療することを大きな目的として用いられますが，カウンセリングは，来談者中心療法（➡第10章，p.93）とよばれる心理療法の姿勢である傾聴や共感などを用いて行われることから，カウンセリング＝来談者中心療法（心理療法）とされることもあります．そうすると，カウンセリングは心理療法であると説明することも可能かもしれません．くわしくは他書に譲りますが，カウンセリングはすべての心理的支援のベースになる姿勢であり，技術です．そこには来談者中心療法と合致する要素はありますが，カウンセリング＝来談者中心療法と直結することは慎重になる必要があるでしょう．

> **Topics　外因・内因・心因**
>
> 　精神障害の原因について，外因・内因・心因という考え方があります．外因とは，事故などによって外傷を負うことで精神症状が生じることで，内因とは精神症状を起こしている者の内部（器質的なこと）が原因と考えることです．たとえば，統合失調症ではその発症因は特定されてはいないものの，脳内の神経伝達物質であるドーパミンの代謝異常がみられることが指摘されていますが，これは内因に分類されます．心因は心理的問題が原因となっていることを指し，ストレス関連疾患は心因に分類されます．

引用・参考文献

1) 厚生労働省：平成24年労働者健康状況調査，2012.
   https://www.mhlw.go.jp/toukei/list/h24-46-50.html
2) 厚生労働省平成19年労働者健康状況調査，2007.
   https://www.mhlw.go.jp/toukei/list/49-19.html
3) Holmes, T. H., Rahe, R. H.：The Social Readjustment Rating Scale. Journal of Psychosomatic Research, 11(2)：213-218, 1967.
4) Lazarus, R. S., Folkman, S. 著，本明寛 他監訳：ストレスの心理学—認知的評価と対処の研究．実務教育出版，1991.
5) 日本心身医学会教育研修委員会：心身医学の新しい治療指針．心身医学，31(7)：537-573，1991.
6) 山蔦圭輔：第16章 ストレスの仕組み．杉山崇 編著：入門！産業社会心理学，p.208-218，北樹出版，2015.
7) 野村忍 著，不安抑うつ臨床研究会 編：情報化時代のストレスマネジメント．日本評論社．2006.

ストレスとストレスコーピング

1 皆さんにとってのストレスは何でしょうか？　下の欄に30個程度のストレッサーを挙げてみましょう（個人でも，グループでも構いません）.

2 下に挙げたストレスのうち，対処可能性が高いものに○をつけてください．そして，○がつかなかったもの（対処可能性が低いもの）をさらに書き出してください.

3 対処可能性が低いと判断したストレッサーは本当に対処することができないものなのでしょうか？　グループで検討してみましょう．また，対処できるとすればどのような対処法が望ましいかも同時に検討してみましょう.

1.	2.	3.
4.	5.	6.
7.	8.	9.
10.	11.	12.
13.	14.	15.
16.	17.	18.
19.	20.	21.
22.	23.	24.
25.	26.	27.
28.	29.	30.

対処可能性が低いストレッサーとその対処法

援助行動・援助要請と
ソーシャルサポート，社会的スキル

　困っている人がいたら助けることが望ましいことは私たちの誰もが理解しているでしょう．しかし，実際に目の前に困っている人がいたら，あなたはすぐに助けることができるでしょうか．また，あなたが困っているときに助けてくれる人はどのくらいいるでしょうか．

　私たちはお互いに支え合いながら毎日を過ごしていますが，この「支え合うこと」は援助行動とよばれます．そして，援助行動は，これまで心理学領域において，さまざまな研究が行われてきました．さらに，援助行動を行い，実際に援助を与え／受けることをソーシャルサポートとよびます．ソーシャルサポートは，精神的健康度と密接に関係することからも，私たちの生活のなかで欠かすことができないサポートといえるでしょう．

　本章では，援助行動やソーシャルサポート，社会的スキルについて紹介します．

① 援助行動

　大通りを歩いているときに，顔をゆがめてうずくまっている男性を見かけました．他の通行人はその男性を気に掛ける様子はありません．さて，あなたは男性に声をかけますか，それともかけませんか．

　困っている他者に対して，他者の望むようなサポートをすることを**援助行動**といいます．援助行動は，外的な報酬を期待することなく自由意志から他者に恩恵を与える向社会的行動のひとつとして考えられています．

■ キティ・ジェノヴィーズ事件

　まずは，この援助行動に注目が集まった事件（キティ・ジェノヴィーズ事件）について紹介します．1964年，アメリカのニューヨーク州にある住宅街でキティ・ジェノヴィーズという女性が，深夜に彼女の住むアパートの前で暴漢に襲われて刺殺されました．彼女が殺されるまでには30分以上かかっており，何十人ものアパートの住人がこの騒ぎに気づいていました．部屋の明かりをつけて窓から事件を目撃している人もいましたが，誰も彼女を助けることはおろか，警察に通報したり，救急車を呼ぶことさえありませんでした．この悲惨な事件が報道されると，彼女を助けなかった住民への批判が高まりました．そして，住民が彼女を助けなかった理由として，大都市ゆえの人間関係の希薄化や都会人の冷淡さなどが取り上げられました．この

事件をきっかけとして，住民がなぜ援助行動を起こさなかったのかについて研究が行われるようになったのです．

2 傍観者効果

❶ラタネとダーリーによる実験

ラタネ Latané, B. とダーリー Darley, J. M. は援助行動と住民の冷淡さを単純に結びつける考えに疑問をもち，緊急事態における援助行動の抑制について検証を行いました[1]．

検証方法は，集団討論中に参加者の1人（サクラ）が発作を起こした際，他の参加者が援助行動（緊急事態であることを実験者に伝える）を行うかどうかという模擬の発作実験によるものです．集団の人数は2人，3人，6人の3パターンありましたが，実際の参加者は1人のみで，それ以外の参加者はすべてサクラです．つまり，3人と6人のパターンでは実験参加者と発作を起こした参加者以外の参加者（サクラ）は，あえて援助行動を行わないという状況を設定したのです．

実験の結果，2人のパターンの場合（参加者が自分と発作を起こした参加者のみ）は，緊急事態であることを実験者に伝えた割合が高かったのですが，6人のパターンの場合（参加者が自分と発作を起こした参加者以外にも複数いる）は，実験者に伝えた割合が低下することが明らかとなりました．

❷傍観者効果

このように援助が必要な緊急場面において，周りに人がいればいるほど援助行動が抑制される現象のことを**傍観者効果**とよびます（図1）．援助行動が行われるまでにはいくつものプロセスがあり，そのなかで，傍観者効果が生じる原因として，多元的無知（周囲を見て安全であると判断すること），責任の分散（誰か他の人がするだろうと考えること），聴衆抑制・評価懸念（間違っていたら恥ずかしいと考えること）があることが明らかとなっています．

② 援助要請

援助をするだけではなく，自分1人では解決できない状況に陥った際に，他者に助けを求めることも重要です．内閣府による「我が国と諸外国の若者の意識に関する調査（平成30年度）」[2]には，悩みや心配事の相談相手を尋ねる項目がありますが，「誰にも相談しない」と回答した割合は19.9％でした（日本以外の6か国ではおおむね10％前後）．このように，他者に助けを求めることができない人が一定数存在していることがわかります．

他者に助けを求めることは**援助要請**とよばれ，これまでに研究が行われてきました．毛利（2017）は，医学中央雑誌Web版を用いて援助要請に関連する要因につい

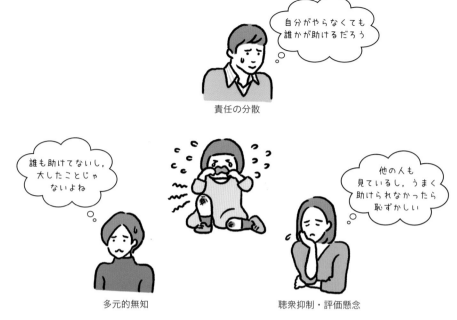

図1　傍観者効果

てレビューを行っています[3]．そこでは，中学生〜大学生では，女性の方が男性よりも援助要請を行いやすいという性差がみられることや，援助要請の相手として家族や友人が挙げられる割合の多いことが明らかとなっています．

　しかし，援助要請に関しては，援助要請を行うこと自体が援助要請者のストレスを高めることも指摘されています．援助者との関係の悪化や援助者から否定的な対応をされるリスクを懸念したり，援助者に対する心理的負債感が生じる可能性があるためです．

　このように援助要請を行うにあたっては，さまざまな要因が関連しており，ときに援助要請を行う難しさもありますが，自分自身では解決できないような問題に直面した際に，他者に援助要請を行うことは重要な対処方略のひとつです．

Topics　医療職への心理専門職からの援助

　近年，チーム医療における心理専門職の役割として，医療・福祉などの対人援助に関わる人々への支援（コンサルテーションなど）が注目されています．上野・山本・林・田中（2000）は，看護者が心理専門職に期待する支援を，1）人間関係（患者や同僚，上司との関係改善），2）効果的看護法（効果的な看護の方法），3）心理相談，4）心理学の基礎知識（性格や心の病気への理解），5）面接技術，6）ストレスとその対処法，7）死，人生の7つに整理しています[4]．心理専門職からの支援を受けることは，ワーカホリックやバーンアウトを予防し，メンタルヘルス向上にとって有益であると

考えられます．しかし，一方では佐藤・宮本（2005）によって，心理専門職などの専門家からの介入に対して否定的な意見をもつ看護師も一定数いることが明らかとなっています[5]．

③ ソーシャルサポート

❶ ソーシャルサポートとは

　援助要請を行い，実際に援助を受けるということは，ソーシャルサポートを得られることを意味しています．**ソーシャルサポート**とは，個人が他者から得られるさまざまな形（有形・無形）の援助の総称です．

　ソーシャルサポートには主に，1）**道具的サポート**（問題解決への直接的な支援），2）**情報的サポート**（問題解決のための情報提供），3）**情緒的サポート**（不安の低減，情緒的安定の支援）の3つに分けられます（図2）[6]．たとえば，勉強が苦手で試験前になると強いストレスを抱えている友人を想像してみてください．このとき，直接勉強を教えてあげることは道具的サポート，試験勉強のためのわかりやすい動画を紹介してあげることは情報的サポート，励ましの言葉をかけてあげることは情緒的サポートとして考えることができます．

　こうしたソーシャルサポートは，効果的に他者へ提供することが必要不可欠です．

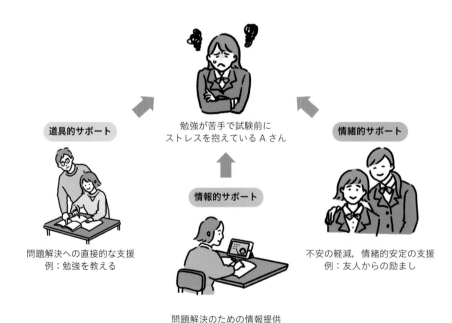

道具的サポート
問題解決への直接的な支援
例：勉強を教える

勉強が苦手で試験前に
ストレスを抱えている A さん

情報的サポート
問題解決のための情報提供
例：わかりやすい動画の紹介

情緒的サポート
不安の軽減，情緒的安定の支援
例：友人からの励まし

図2　ソーシャルサポートの例　　　　　　　　　　　　（文献6）より作成）

他者が求めるサポートは何であるかを確認したうえで，各種サポートを提供し，また，自身がサポートを提供される立場となった場合には，サポートを提供しようとする他者へ，どのようなサポートが必要かを伝えることも大切です．なお，実際に受けることのできたサポート（実行されたサポート）だけでなく，「あの人ならサポートをしてくれるであろう」というサポートの利用可能性（知覚されたサポート）もストレスの低減に有効であることが明らかとなっています．

2 ソーシャルサポートの効果

ソーシャルサポートが健康に与える影響については数多くの研究が行われており，個人の精神的・身体的健康にプラスに働くことが明らかとなっています．

❶バークマンによる検証

バークマンBerkman, L. F. は，ソーシャルサポートよりも広い概念であるソーシャルネットワーク（家族や親しい友人との交流，公的あるいは私的なグループへの所属など）の豊かさが死亡リスクと関連があることを9年間の追跡調査によって明らかにしています[7]．対象者を最も社会的ネットワークが乏しい群（第1群）から最も社会的ネットワークが豊かな群（第4群）に分けて，死亡リスクとの関連を検証した結果，第4群が最も死亡リスクが低いことが明らかとなりました（図3）．これにより，精神的・身体的健康における，社会的なつながりをもつことの重要性が示されています．

❷緩衝効果と直接効果

また，ソーシャルサポートには緩衝効果と直接効果とよばれる効果があります（図4）．**緩衝効果**は，ストレスレベルが低い状況では，ソーシャルサポートをよく受けていても（サポート高），あまり受けていなくても（サポート低），健康状態は良いですが，ストレスレベルが高まると，よくサポートを受けている方が健康状態の悪化を防ぐことができるという考え方です．**直接効果**は，ストレスレベルによらず，よくサポートを受けている場合（サポート高）と比較して，あまりサポートを受けてい

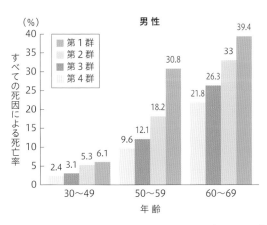

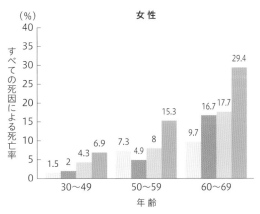

図3　ソーシャルネットワークと死亡率との関連　　　（文献7）より作成）

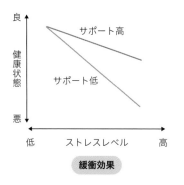
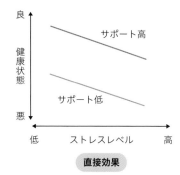

図4　ソーシャルサポートの効果

ない場合（サポート低）に健康状態は悪く，ストレスレベルが高まると，あまりサポートを受けていない場合，いっそう健康状態が悪化するといった考え方です．いずれの考え方にしても，ソーシャルサポートを十分に提供し，自らも十分に受け取るといった関係が精神的・身体的健康においては非常に重要となるでしょう．

Topics　ソーシャルサポートの測定方法

　　ソーシャルサポートを測定する方法としては，特定のサポート源ではなく，回答者の対人関係全般について回答を求めるISEL（Interpersonal Support Evaluation List），サポート源をすべて挙げさせたうえで，それぞれについて評定を求めるCARSS（Cost And Reciprocity of Social Support），サポート源をいくつかのカテゴリーに分け，それぞれについて評定させるSS-B（Social Support Behaviors）など数多く開発されています[8]．これらを用いることで，自身のサポート源にどのようなものがあるのかを認識することができます．

④ 社会的スキル

　　社会的スキルとは，他者との円滑な関係を保持するために必要な認知的判断や行動のことです[9]．自分の意図や感情を相手に正確に伝える「記号化」，相手の意図や感情を正確に読み取る「解読」，感情をコントロールする「統制」の3つの要素から成り，これらを有効活用することによって，他者との円滑なコミュニケーションをとることができるようになります．

1 社会的スキルの分類と測定方法

　　ゴールドスタインGoldstein, A. P. らは，社会的スキルを6つのスキルに分類しました（表1）．さらに菊池（1988）は，ゴールドスタインの分類をもとに，社会的スキルを測定するための尺度（KiSS-18）を開発しています（➡本章ワーク01）[10]．この尺度

表1　ゴールドスタインによる社会的スキルの分類

1. 初歩的なスキル
2. 高度のスキル
3. 感情処理のスキル
4. 攻撃に代わるスキル
5. ストレスを処理するスキル
6. 計画のスキル

を用いることで，自身の現在の社会的スキルがどのようなものであるのかについて測定することができます．

2　社会的スキルトレーニング

　社会的スキルは変えることができるものなのでしょうか．それとも，変わらないものなのでしょうか．社会的スキルは，一生涯変化しないものではなく，トレーニングによって鍛えることができます．社会的スキルを向上させるためのトレーニングは**社会的スキルトレーニング**（social skills training；SST）とよばれ，小学生〜社会人を対象としたものや発達障害のある人を対象としたものなど幅広く開発されており，近年では看護学生への医療安全教育という枠組みで社会的スキルトレーニングが用いられることもあります．

　自分の社会的スキルの現状を把握して，必要に応じてトレーニングをすることで，他者との円滑なコミュニケーションが促進されて，結果的に多くのソーシャルサポートを得られるようになるかもしれません．

引用・参考文献

1) Darley, J. M., Latané, B. W.：Bystander intervention in emergencies：diffusion of responsibility. Journal of personality and Social Psychology, 8 (4)：377-383, 1968.
2) 内閣府：我が国と諸外国の若者の意識に関する調査（平成30年度），2019.
https://www8.cao.go.jp/youth/kenkyu/ishiki/h30/pdf-index.html
3) 毛利智果：援助要請に関連する要因についての文献レビュー．常葉大学健康科学部研究報告集，4 (1)：73-83, 2017.
4) 上野徳美，山本義史，林智一，田中宏二：看護者がサイコロジストに期待するサポートに関する研究．健康心理学研究，13 (1)：31-39, 2000.
5) 佐藤則子，宮本邦雄：看護師のバーンアウト傾向とコーピングおよび相談ニーズとの関連．東海女子大学紀要，25：109-120, 2005.
6) 山岸俊男：カラー版 徹底図解 社会心理学—歴史に残る心理学実験から現代の学際的研究まで．新星出版社，2011.
7) Berkman, L. F., Syme, S. L.：Social networks, host resistance, and mortality：a nine-year follow-up study of Alameda County residents. American Journal of Epidemiology, 109 (2)：186-204, 1979.
8) 嶋信宏：高校生のソーシャル・サポート・ネットワークの測定に関する一研究．健康心理学研究，7 (1)：14-25, 1994.
9) 堀毛一也：恋愛関係の発展・崩壊と社会的スキル．実験社会心理学研究，34 (2)：116-128, 1994.
10) 菊池章夫：思いやりを科学する—向社会的行動の心理とスキル．川島書店，1988.

社会的スキルを測定しよう

1 あなたの今の社会的スキルはどのくらいでしょうか．KiSS-18のそれぞれの項目を読んで，「1. いつもそうでない」～「5. いつもそうだ」から，あてはまる数字を1つ記入し，合計点を算出してみましょう（合計点は18～90点の範囲です）．

KiSS-18

番号	項目	回答欄
1	他人と話していて，あまり会話が途切れないほうですか．	
2	他人にやってもらいたいことを，うまく指示することができますか．	
3	他人を助けることを，上手にやれますか．	
4	相手が怒っているときに，うまくなだめることができますか．	
5	知らない人とでも，すぐに会話が始められますか．	
6	まわりの人たちとの間でトラブルが起きても，それを上手に処理できますか．	
7	こわさや恐ろしさを感じたときに，それをうまく処理できますか．	
8	気まずいことがあった相手と，上手に和解できますか．	
9	仕事をするときに，何をどうやったらよいか決められますか．	
10	他人が話しているところに，気軽に参加できますか．	
11	相手から非難されたときにも，それをうまく片付けることができますか．	
12	仕事の上で，どこに問題があるかすぐに見つけることができますか．	
13	自分の感情や気持ちを，素直に表現できますか．	
14	あちこちから矛盾した話が伝わってきても，うまく処理できますか．	
15	初対面の人に，自己紹介が上手にできますか．	
16	何か失敗したときに，すぐに謝ることができますか．	
17	まわりの人たちが自分とは違った考えを持っていても，うまくやっていけますか．	
18	仕事の目標を立てるのに，あまり困難を感じないほうですか．	

合計得点

各項目について「1. いつもそうでない」「2. たいていそうでない」「3. どちらともいえない」「4. たいていそうだ」「5. いつもそうだ」のうち1つを選択し，数字を記入する

（菊池章夫：思いやりを科学する―向社会的行動の心理とスキル．p.199, 川島書店，1988より転載）

2 得点の集計が終わったら，周りの人と自分の点数がどうであったのか，得意だと思う項目や苦手だと思う項目について話し合ってみましょう．自分が苦手だと思う項目を得意だと答えている人がいたら，その人にどのようなやり方をしているのかを聞いてみることも自分自身の社会的スキルを向上させるヒントにつながるかもしれません．

9

人間関係を理解する

　人間関係を円滑に築き，他者と相互に支え合いながら日々の生活を送ることができるとよいのですが，難しい局面に遭遇することも多々あるのではないでしょうか．人間関係の難しい局面，いわば人間関係の不全感はどのようにして生じているのでしょうか？

　人間関係を理解しようとするとき，さまざまな方法がありますが，有名な心理療法のひとつに，交流分析があります．交流分析とは，"自我のやり取り"といった観点から人間関係を理解し，より良い関係を築くことを目指すものです．こうした方法は，より客観的に自分自身が築く人間関係を理解することに役立ちます．一方で，人間関係の不全感に襲われるとき，不安が高まり，非常に苦しい状態に陥ることもあるでしょう．その際，不安に飲み込まれることなく，自分自身と向き合い，あるがままに受け止めることも大切です．

　本章では，交流分析の考え方とマインドフルネスについて紹介します．

① 人間関係上の課題を客観的に整理する

　複数の人間が存在するとき，そこで生じるコミュニケーションは，量的にも質的にもさまざまなものです．また，1つのメッセージによって傷つけられることや，反対に傷つけてしまうこともあるでしょう．コミュニケーションの質的側面については，各自が用いるメッセージの内容や言外に含む意味合い，ノンバーバル（非言語的）な側面などを理解する必要があるため，量的な側面を理解することと比較すると，少々難しいものです．コミュニケーションのノンバーバルな側面の理解についてはカウンセリング（➡第10章）を学ぶことで，より理解が促進されることが期待できます．ここでは，コミュニケーションを理解する方法のひとつとして，観察法を紹介します．

■1 コミュニケーションを理解する方法

　まず，コミュニケーションの量的側面を理解するうえで役立つのは，一定時間生じている関係性（複数の人々のやり取り）を視覚化することです（➡第1章ワーク02，p.12）．しかし，人間関係を客観的に理解するとき，観察することも欠かせません．観察は，自然な場面で観察を行う**自然観察法**と場面を統制したうえで観察を行う**実験観察法**に大別されます．また，一定時間ごとに観察を行う時間見本法，一定の場面（環境）で観察を行う場面見本法，一定の反応を観察する事象見本法などといった

方法もあります．いずれにせよ観察を行ううえで重要なことは，ある事象（たとえば行動など）が「どのような強度で」「どのような頻度で」「どのくらいの時間」生じるのか観察することです．

　そして，人間関係を観察する際には参与観察を行うこともとても大切です．**参与観察**とは，人間関係が生じている状況へ，自らも参画して（参与して），そのやり取りを観察することです．自らがその状況へ参画することから，観察者としての役割を忘れて，人間関係へ没頭してしまう（話に没頭してしまう）ことがあるかもしれません．したがって，参与観察を行う際には，自らが観察者であり，かつ行為者であることを自覚する必要があります．人間関係を理解するために，参与観察を行うプロセスにおいても，ある事象が「どのような強度で」「どのような頻度で」「どのくらいの時間」生じるのかなど，より客観的な情報を得ることで，たとえば，「Aさんはこの状況Bになったときに○○という行動が多くなり，その後，状況Cになると××が強くなり，それが対人関係を難しくする要因かもしれない」といった，より客観的な理解を促進することが期待できます．

② 交流分析

　有名な心理療法の1つに，**交流分析**があります．バーンBerne, E. が開発したもので，自我のやり取りにより，人間関係の問題（＝交差的裏面交流）を明らかにしながら，その問題をつくり上げている要因（＝時間の使い方やシナリオ）を考え，調整し，良好な人間関係（＝相補的交流）を構築することを目指すものです．

　以下では，交流分析に含まれる構造分析や交流パターン分析などについて解説します．

1 構造分析

　構造分析とは，ふだんの生活で，自分自身が使いやすい自我を確認するプロセスです．自我は，大きくP（parent：親），A（adult：大人），C（child：子ども）の3種に分けられ，そこからさらに，PはCP（critical parent）とNP（nurturing parent）に，CはFC（free child）とAC（adapted child）に分けられることもあります（表1）．

表1　自我状態の5分類

CP：critical parent	自己の価値基準を絶対とする，目標・理想が高く厳しいなど
NP：nurturing parent	共感的で優しい，他者の自主自立性を奪うなど
A：adult	論理的，客観的，冷たいなど
FC：free child	自己表現を好む，本能的，自己中心的など
AC：adapted child	適応的，順応的，自己主張的ではないなど

　Pは親のような自我ですが，CPは厳格な父親的な親であり，自分自身の基準を厳格に守るように方向づける自我，NPは優しく母親的な親であり，他者に対して共感的に接するように方向づける自我といえます．Aは客観的な大人であり，冷静で論理的な対人関係を築くように方向づける自我です．FCは自由な子どもであり，自己表現を自由に行うように方向づける自我，NPは適応的・順応的な子どもであり，自己を抑制してまで他者を受け入れるように方向づける自我といえます．

　これらの自我状態は，エゴグラムとよばれる心理検査を用いて測定することが可能です．TEG（Tokyo University Egogram）[1]は代表的なエゴグラムで，信頼性・妥当性（➡第3章Topics，p.28）が確保された精度が高い心理検査であり，医療の領域においても患者の理解に用いることがあります．

❷ 交流パターン分析

　人間関係が生じるとき，私たちは，他者へ自身の自我を向け，他者からも自我を向けられることを望みます．このように他者のもつ自我を得ることを**ストローク**とよびます．ストロークは，ポジティブなものとネガティブなものに分けることができます．ポジティブなストロークは，バランスがよい人間関係のなかで生じるもので，ネガティブなストロークは交差的裏面交流（後述）などの"違和感のある"人間関係のなかで生じます．

　交流分析では，ストロークを得る人間関係を大きく4種類に分けています．それが，**相補的交流，交差的交流，裏面的交流，交差的裏面交流**です．

❶ 相補的交流（図1）

　互いが互いを補い合う交流を指します．たとえば，いつもと比べてつらそうな患者が目の前にいるとき，心の底から「大丈夫ですか？」と尋ね，患者も心の底から「少しつらいです」と返すことができる関係です．「心の底から」というのは，下心がない状態といえます．この例は言い換えると，「大丈夫ですか？」は，自身のP（親）を用いて他者のC（子ども）に語りかけ，「少しつらいです」は自身のCを用いて他者のPへ語りかけている状況といえます．親の自我に対して子どもの自我で返している関係は相補的であり，ここでのストロークはよりポジティブなものになります．

❷ 交差的交流（図2）

　交流が交差して相補的ではない交流を指します．たとえば，「大丈夫ですか？」と尋ねたときに，本当は大丈夫な状態ではないとしても「平気です．放っておいてください」などと返す状況です．これは，一方が「大丈夫ですか？」と自身のP（親）を用いて，他者のC（子ども）に語りかけているのに対し，他者は自身のA（大人）を用いて「平気です．放っておいてください」と他者のAに語りかけている状況です．交差的交流は，他者と一定の距離をとるうえで，役に立つ交流パターンともいえますが，冷たさを感じる交流パターンともいえます．

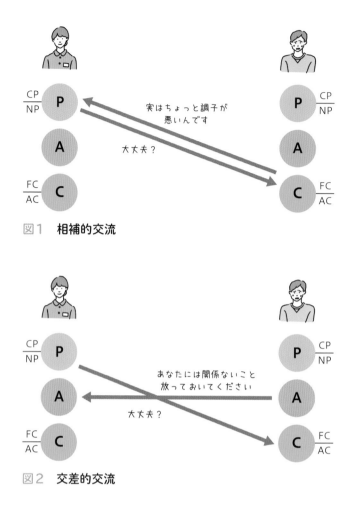

図1　相補的交流

図2　交差的交流

❸裏面的交流（図3）

　裏の気持ちをもった交流といえます．たとえば，「大丈夫ですか？」と言いながら「しめしめ，ここで恩を売っておけば」という気持ちをもった交流です．仮に，表向きは相補的な交流であったとしても，別の気持ちが潜在していることを考えると，"違和感のある"人間関係と言わざるを得ません．

❹交差的裏面交流（図4）

　最も修正すべき人間関係です．「化かし合いの関係」ともいえます．交差しながら裏の気持ちをもった交流で，これをゲームとよびます．人間関係で生じる交差的裏面交流を発見し，検討することをゲーム分析とよびます．たとえば，「大丈夫ですか？」（しめしめ，ここで恩を売っておけば）に対して，「平気です．放っておいてください」（そんなことを言いながら，その手に乗ってたまるか）などといった交流です．表向きは交差的交流ですが，裏面的交流を併せもった交流パターンです．こうした交流パターンでは，ネガティブなストロークを得ることになってしまいます．

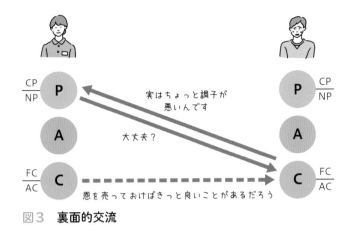

図3　裏面的交流

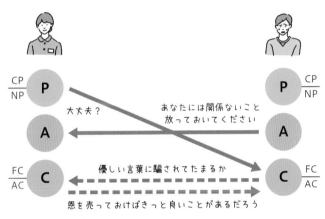

図4　交差的裏面交流

3 脚本分析

　脚本分析とは，交流パターンは個人がもつ**脚本（シナリオ）**に影響されるとする考え方です．脚本とは，人生の道標になるもので，文化脚本・下位文化脚本・家族脚本・個人脚本に分けることができます．

　文化脚本は「日本人として○○であるべき」などという比較的幅が広い脚本です．下位文化脚本は「○○県民として○○であるべき」，家族脚本は「○○家の長男として○○であるべき」，個人脚本は「自分は○○であるべき」などといったもので，これらの脚本の内容によっては，人間関係のなかでゲームを多用するなど，交流パターンが異なるとされています．

　より健康的で不全感の少ない人間関係を構築するためには，自分自身の脚本を精査し，必要ならばそれを書き換える作業が求められます．

4 時間の構造化

　時間の構造化は，脚本の使い方について説明するもので，言い換えれば生活の送

り方といえるでしょう．時間の構造化の種類は，**ひきこもり・儀式・活動・気晴らし・ゲーム・親交**が挙げられます．

❶ひきこもり

外界との接触（ストローク）から逃避するような時間を過ごすときに用いられるパターンです．他者との接触を避けることから，情緒豊かな関係を築くことは難しいといえるでしょう．しかし，トラブルを回避するときなどには，適する時間の使い方ともいえます．

❷儀 式

役割期待に即した行動をとるときに用いられるパターンです．たとえば，看護師という職業的な役割を果たすときに適する時間の使い方です．こればかりでは"本当の自分"は抑制されてしまい，苦しくなることもあるでしょう．一方で，役割を果たすことに終始するので，過度にエネルギーを消費しないですむといったメリットもあるかもしれません．

❸活 動

儀式よりは個性が発揮され，自由な体験が可能な時間の使い方です．家事や育児，仕事などといった枠組みのなかで，外界と接触することを指します．儀式よりも，よりプライベートな自分を他者と共有することが多い可能性があります．

❹気晴らし

ひまつぶしのような時間の使い方を指します．外界と接触を試みるものの，雑談や非生産的な交流に時間を費やすことが例として挙げられます．非生産的ではありますが，気晴らしとよばれるように，その時間を過ごすことでリラックスできるような効果はあるのかもしれません．

❺ゲーム

交差的裏面交流を使用した時間の使い方を指します．ネガティブなストロークを得る可能性も高く，調整が必要な時間の使い方です．

❻親 交

最も高く評価される時間の使い方です．相補的交流のもとで形成される人間関係であり，自分と他人とが融合している関係ともいえます．

⑤ 自分と他人のとらえ方

交流分析の基本的なスタンスとして，「I am OK. You are OK.」というものがあります．自分も他人へ何かを伝えることができるのと同様に，他人も自分に対して何かを伝えることができるという姿勢です．こうした姿勢をとることができれば，自分のことも大切にしながら，他人のことも大切にするといった，真の交流が実現され，相補的交流に近づくこともできるでしょう．しかし，「I am OK. You are OK.」は難しく，「I am not OK. You are OK.」〔自分はダメで，他人はよい．したがって，ノン

アサーティブ(非主張的)〕や「I am OK. You are not OK.」〔他人はダメで，自分はよい，したがって，アグレッシブ(攻撃的)〕，「I am not OK. You are not OK.」(自分も他人もダメ，絶望)になってしまうことがあります．

> ・Topics　**自己主張**
>
> 　たとえば，他者とディスカッションをするときなど，皆さんはどのようなスタイルをとるでしょうか？　恥ずかしくて発言が難しい，思わず相手の言葉を遮ってしまう，などさまざまだと思います．自分の発言を抑制してまで相手のことを受け入れることがノンアサーティブ，攻撃的になることがアグレッシブです．円滑な関係の構築を目指すには，アサーティブになる必要があります．アサーティブとは自己主張的な姿勢のことであり，相手の発言も認めて，自分も発言するという関係のもとに成立するスタイルです．

③ 客観的な人間関係の理解とマインドフルネス

　人間関係になんらかの問題が生じているとき，それが回避できないものであると，その問題のことで頭が一杯になってとらわれてしまうことや，場合によってはストレス反応(➡第7章，p.69)が生じることがあるかもしれません．他者との関係がうまくいかない状態は非常に苦しく，私たちを疲弊させるものですが，こうした状況だからこそ，自分自身の感情(人間関係の困難さから生じる苦しさや不安など)から一歩距離を置き，冷静に自分自身の状態を眺めることが必要です．

1 人間関係で生じる恐怖と不安

　皆さんの不安はどのようにして生まれているのでしょう？　嫌な上司が目前に迫ってきて，皆さんにとって酷いように感じる言葉を投げかけられるとき，そこで生じるのは"恐怖"です．一方，「あのとき，あの上司にあんなことを言われたから，今日もまた何か嫌な思いをするのではないか」というものは"不安"です．このように，恐怖は実態が目前に存在するときに生じるもの，不安は実態が存在しないときに生じるものと整理することができます(図5)[2]．

　したがって，不安は"自分自身でつくり上げられるもの"と表現することもできます．それゆえ，今，目の前に恐怖の対象がない状況であっても，想像のなかで掻き立てられている不安に注意を向けることもできてしまいます．すると，第7章(➡Topics，p.67)で解説したように，注目された不安はよりいっそう強化され，頭が不安で一杯になってしまい，身動きがとれなくなってしまうという悪循環が生じてしまいます．

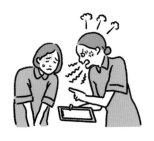
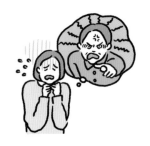

恐怖
実態が目前に存在するときに生じる

不安
実態が存在しないときに生じる
➡自分自身でつくり出すもの

図5　恐怖と不安

2 マインドフルネスとは

こうした悪循環を断ち切るためには自分自身の感情から一歩距離を置き，冷静に自分自身の状態を眺める必要があります．そのためには**マインドフルネス**という方法が役に立ちます．マインドフルネスとは，「今この瞬間に，意図して，また，価値判断せずに注意を向けること」（カバットジン Kabat-Zinn, J., 1994）[3]と定義され，そのスタンスは，「歓迎し，あるがままにしておくこと」とされています[4]．

自身がもつ感情を歓迎して受け入れ，あるがままにするためには，第一に自身の感情へ気づくことが大切です．しかし，前述のとおり，その感情にとらわれてしまうと，気づくことすらできません．感情にとらわれてしまう場合には，客観的な立場（第三者ならどう見えるかといった立場）から自分自身を見つめ，「あっ，今こういう状態なんだな」という理解を進めてください．客観的な立場から自分の感情に気づきが得られるとき，そこでも心拍数が上昇したり息苦しくなることなど，感情に付随する心身の変化が生じることも想定できます．心身の変化が生じた場合は，呼吸法などのリラクセーション法を使用して，その変化に対処してください．そうすることで，自身が置かれた状況や自身の有する否定的感情に過度にとらわれることなく，また，苦しい心身の反応に過度に苦しめられる頻度も減少し，真に介入すべき課題（人間関係上の課題）が明らかになる可能性が広がります．

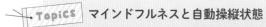

Topics　マインドフルネスと自動操縦状態

　自動操縦状態とは，「されている」や「勝手にしている」状態といえます．たとえば，テレビを観ながらポリポリとお菓子を食べることは，場合によっては自動操縦状態といえるでしょう．自動操縦状態は，マインドフルネスにおける気づきを抑制します．なんとなく食べるお菓子について，その質感や色，歯触りやのど越し，胃の辺りの感覚などに注意を向けることで，自動操縦状態から脱し，お菓子を食べることをマインドフルに体験することができます．日々の生活の一部でも，ていねいに感じ取って，自分の時間を過ごすことも大切です．

　人間関係を理解するとき，客観性をもちながら自分自身の振る舞いやコミュニケーションスタイルを知ることは非常に重要です．特に患者－医療職関係を形成するうえでは，職業的な役割を果たしながら，本来の自分をもち出すコミュニケーションもとても大切です．忙しい生活のなかで，少しゆっくりと自分を取り巻く環境（他者との関係）や自分自身のふだんのスタイルを見つめてみましょう．新しい発見があるかもしれません．

📖 引用・参考文献

1）東京大学医学部心療内科TEG研究会：新版TEG2解説とエゴグラム・パターン．金子書房，2006．
2）生和秀敏：不安．中島義明，安藤清志，子安増生 他編，心理学辞典，有斐閣，p.738，1999．
3）Kabat-Zinn, J. 著，春木豊 訳：マインドフルネスストレス低減法．北大路書房，2007．
4）Segal, Z. V., Williams, J. M. G., Teasdale, J. D. 著，越川房子 監訳：マインドフルネス認知療法——うつを予防する新しいアプローチ．北大路書房，2007．
5）山蔦圭輔 著，宮城まり子 監：基礎から学ぶカウンセリングの理論．産業能率大学出版部，2014．

対人関係を考える

1 皆さんの周りで築かれている人間関係を交流パターン分析の視点から観察し，検討してみましょう．左側が皆さんです．右側が皆さんと交流する他者です．この他者は誰でも構いません．特に交差的裏面交流（ゲーム）をしている，あるいはそれに近い人間関係の場面を想起してください．図1～4のように，矢印を引くことで分析しましょう．

2 分析の結果をふまえ，皆さん自身がどのように関係をもつと，よりよい人間関係が構築できるか考えてみましょう．

3 他者の裏面を知ることは難しいかもしれませんが，いろいろなパターンを想像豊かに想起して，自分にとって，また他者にとってよりよい人間関係とは何か，じっくりと考えてみましょう．

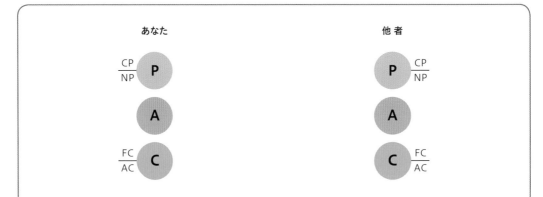

どのように関係をもつとよりよい人間関係が構築できるか

自分・他者にとってよりよい人間関係とは何か

10

カウンセリング的アプローチと人間関係

> カウンセリングという言葉から皆さんはどのような印象をもつでしょうか？　他者の話を"きく"こと，こころの問題を解決すること，なんだかよくわからないけど占いのようなもの，などいろいろな印象を耳にします．しかし，臨床心理学という学問領域でしっかりと研究された対人支援法であるカウンセリングは，ある程度科学的なものであり，十分なエビデンス（根拠）が蓄積されるように実践・研究が進められています．
>
> カウンセリングの基本的な考え方や技法を知ることは，人間関係を円滑に保つことや，他者を十分に支援するうえで欠かすことができません．また，特に医療機関において患者や患者家族を十分に支え，良い医療を提供するうえでもカウンセリングの知識は大いに役立ちます．
>
> 本章では，カウンセリングの基本的な考え方や技法について紹介します．

1 カウンセリングとは

　　カウンセリングとは，クライエント（患者を含む支援の対象者）と向き合い，クライエントに共感するとともに傾聴するというプロセスです．クライエントの情報が外へ漏れることのない空間で，ある一定の時間，ゆったりとした自然な流れのなかで，クライエントの想いを十分に聴き取り，そして「あたかも自分のことであるかのように」クライエントの立場に立って考えると説明されることもあります（少々抽象的ですが，くわしくは後述します）．

1 カウンセリングの種類と役割

　　カウンセリングは，開発的カウンセリングと治療的カウンセリングとに大別することができます（表1）[1]．**開発的カウンセリング**は，クライエントの成長や自己実現を促すことが主な目的となるカウンセリングです．また，**治療的カウンセリング**は，病気や障害をはじめとした問題を改善することが主な目的となるカウンセリングです．

表1　カウンセリングの種類

	開発的カウンセリング	治療的カウンセリング
対象	健康な人も対象になり得る	病気や障害をはじめ，なんらかの問題をもつ人
主な目的	クライエントの成長や自己実現を促す	病気や障害，課題や問題の改善

クライエントを支援する臨床場面において，開発的カウンセリングと治療的カウンセリングとを厳密に分けることは難しいですが，開発的カウンセリングは，健康度が高い場合であっても対象となり得ます．たとえば，仕事に行き詰まり，これからのキャリアを考えるうえで自分自身と向き合いたいときには，開発的カウンセリングの対象者となるでしょうし，よりキャリアに特化した支援を行う場合にはキャリアカウンセリングを行うことになります．このようにキャリアカウンセリングは，病気や障害の改善を目的としないという意味から，開発的カウンセリングに内包されるといえます．

　開発的カウンセリングであっても治療的カウンセリングであっても，その対象となるクライエントに共通することは，"悩みを抱えている"ということであり，カウンセリングではその悩みを，カウンセラーとクライエントとが一緒に扱い，考えるという時間を共有します．ここでは，クライエントに傾聴し共感することが必要不可欠です．

❷ カウンセリングの限界

　しかし，傾聴・共感するだけでは，クライエントの問題解決に至らない場合もあります．たとえば，抑うつ（気分の落ち込み）が激しい場合，治療的カウンセリングを行いながら，心理療法を適用する必要があります．

　また，ときには開発的カウンセリングも治療的カウンセリングも適用できない場合があります．たとえば，統合失調症の陽性症状が出現している場合は，傾聴・共感しても陽性症状が治まることは期待できないため，まずは医療の力を借りて薬物療法などで症状をコントロールする必要があります．こうした説明をすると，「カウンセリングなんて意味がない」と思われてしまうこともありますが，急激な症状が治まり（寛解し），日常生活へ再び戻るときなどには，ストレス脆弱性仮説（➡第7章，p.69）の観点からもカウンセリングがおおいに役立ちます．

Topics｜聴く・聞く・訊く

　カウンセリングで"きく"を表現するとき，"聴く"という漢字を用います．"聞く"はなんとなく耳に入るという意味合いを含み，"訊く"は詰問するという意味合いを含みます．そこで，耳を傾けて"きく"という"聴く"を用いるのです．また，"聴く"には，耳で聴くだけではなく，観察することも含まれます．カウンセリングを行うとき，耳ではしっかりとクライエントの情報や声のトーン，スピードなども含め，十分に聴き取り（ただし，事情聴取ではなく，自然に聴取します），目ではクライエントの表情や姿勢，服装などを十分に観察することが求められます．

② 他者の何を聴くか――来談者中心療法

　　カウンセリングは，クライエントの高度な個人情報をていねいに扱い，少しでも楽になれるようにお手伝いするものです．本章のはじめに，カウンセリングについて，クライエントの想いを十分に聴き取り，そして「あたかも自分のことであるかのように」クライエントの立場に立って考える，という表現をしました．それでは，クライエントの何を聴いたらよいのでしょうか？　そして，「あたかも自分のことであるかのように」クライエントの立場に立つということは，どのようなことなのでしょうか？

　　ここでは，ロジャーズRogers, C. R.による来談者中心療法の考え方から，**傾聴**と**共感**について考えます．

1 来談者中心療法とは

　　来談者中心療法は，傾聴や共感，無条件の肯定的配慮など，クライエントに対するカウンセラーの姿勢について言及した心理療法です．来談者中心療法は，1960年代以降，アメリカで発展した人間性心理学とよばれる心理学領域で研究・実践が進められたもので，クライエント・センタード・アプローチともよばれます．来談者中心療法の基本的なスタイルは，"指示"ではなく"支持"です．「今，ここ（here and now）」で，クライエントに寄り添い，支え，クライエントの自己実現（不適応から適応に変容すること）を促すことをテーマとした心理療法といえるでしょう．

2 現象的場，内的準拠枠，自己構造，外的準拠枠

　　来談者中心療法の基盤となる理論として，**自己理論**とよばれるものがありますが，自己理論を紹介する前に，まずは現象的場，内的準拠枠，自己構造，外的準拠枠について説明します．聞きなれない用語ですが，来談者中心療法を理解するうえでキーワードになるものです（図1）．

　　現象的場は自己概念（➡第3章，p.22）と類似するものと考えてください．ある体

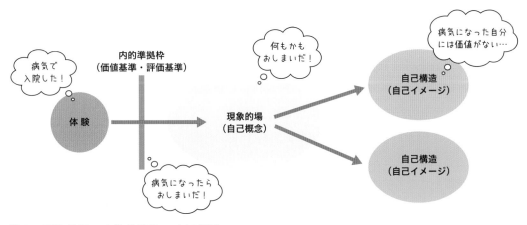

図1　現象的場，内的準拠枠，自己構造

験をしたとき，その体験は現象的場へ投入されます．しかし，その体験は直接，現象的場に入る訳ではなく，内的準拠枠を通して現象的場へ蓄積されます．**内的準拠枠**はいわば個人の価値基準・評価基準です．現象的場には誕生してから今に至るまでの膨大な情報が蓄積されており，本人であってもその情報のすべてを正確に理解することは困難です．

　そして，現象的場に蓄積された膨大な情報のなかから，いくつかの情報をピックアップして，**自己構造**をつくり上げます．自己構造はいくつかの自分に関する情報の集まりなので，自己イメージ（➡第3章，p.22）に類似するものと考えてください．自己構造は複数存在します．たとえば，家庭にいるときの自分，職場にいるときの自分，友人といるときの自分など，それぞれの自分（自己イメージ）が異なるように，自己構造も，その人が置かれた状況によりいくつも存在すると考えることができます．ある状況でマッチする自分自身の情報を現象的場からいくつかピックアップして，その状況における自己イメージ（自己構造）をつくり上げていると考えてください．

　たとえば，これまで健康体であった人が，急に病に倒れたとします．仮にその人が「病気になったら何もかもおしまいだ」というような価値基準・評価基準をもっていたとき，病気という体験は，「何もかもおしまいだ」という自己の情報となって，現象的場へ投入されます．また，入院生活を送ることで「何もかもおしまいだ」に近い情報が蓄積され，それらの情報がピックアップされて自己構造（自己イメージ）が形成された場合，その人の自己イメージは非常にネガティブなものになりかねません．病気であることが，そのままその人の価値を下げることは全くありませんが，場合によっては病気であることが「価値のない自分」という自己イメージを形成する要因となってしまうこともあるのです．こうしたケースでは，患者に寄り添い，十分にそのつらさや想いに傾聴し，共感することで，まずは浄化（カタルシス）を促し，その後に，場合によっては病気の説明が必要かもしれませんし，より専門的なカウンセリングが必要になるかもしれません．

　ところで，私たちはなぜ「自分自身はこうである」という自己イメージを認識できるのでしょうか？　それは，外的準拠枠をもつためともいえます．**外的準拠枠**は，自分自身を第三者の立場から観察するときに用いるものです．健康・不健康にかかわらず，外的準拠枠を用いて，正当に自分自身を客体視することが大切です．上で挙げた患者の例でいうと，「本当に何もかもおしまいな自分，価値がない自分」なのかを改めて確かめることも大切です．

3 何を聴き，何に共感するのか

　傾聴をするときには，その人の情報をたくさん集めることが求められます．そうすると，現象的場の内容を聴取してしまいがちなのですが，現象的場には膨大な情報が蓄積されています．そのため，現象的場に蓄積された情報を聴き取ろうとがんば

りすぎてしまうと，事情聴取のようになってしまうこともあります．したがって，傾聴する場所は，内的準拠枠や自己構造が適しているといえます．その人が"どのような価値基準・評価基準をもっているのか"を確認し，置かれた状況で"どのような自己イメージを抱いているのか"を確認することが必要です．

また，共感は，その人の内的準拠枠を用いて，まさに自分のものとして（であるかのように）使用することです．第三者の立場から考えるということとは異なります．そういった意味でリアリティをもち，自分のこととして相手を感じることが求められます．そして，共感は高度なシミュレーションの連続ともいえます．傾聴する相手から受け取った情報から，相手の内的準拠枠を把握し，「この体験ならそうなるだろう」と想像しながら，相手のつらさや想いを，支援者として（同情ではなく）感じとります．

Topics　共感と同情

　人が川で流されているとき，どのように引き上げますか？　飛び込みますか？　近くにあるロープを投げ入れますか？　片足は陸地についたまま，もう一方の足で流れを感じ取り，助ける側が流されるリスクを負わずに引き上げることが共感です．一方，同情は飛び込んで助けることに近く，助ける側が一緒に流されてしまうリスクを負います．職業としてのカウンセリングでは，一緒に流されるリスクを負わずに，十分な知識・技能のもとで支援を行います．ただし，家族や友人との関係では，同情も大切です．一緒に泣いてわかり合えることもたくさんあります．

4　来談者中心療法における自己理論

　自己構造のなかには，「○○でなくてはならない自分」や「○○であるべき自分」など，固く，自分自身をも苦しめてしまうものが存在します．そして，その固く苦しい自己構造と現実の体験とが不一致である場合，不適応的な状態に陥るという考え方が**自己理論**です（図2）．

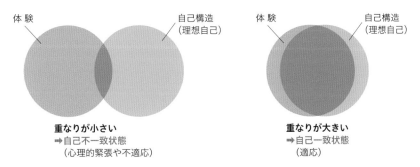

体　験　　　自己構造（理想自己）　　　体　験　　　自己構造（理想自己）

重なりが小さい
➡自己不一致状態
（心理的緊張や不適応）

重なりが大きい
➡自己一致状態
（適応）

カウンセリングでは，体験と自己構造の一致を促し，適応をクライエントとともに目指す．

図2　自己理論と自己一致・不一致

自分は○○でなくてはならない状況で，○○ではない現実の体験をしてしまうとき，その不一致は私たちを苦しめます．たとえば，「健康でなくてはならない自分」が病気になってしまうのは，自己不一致状態であり，この不一致を一致させること，すなわち，自己一致状態へ移行させることができない場合，非常に疲弊することになります．

こうした「○○でなくてはならない自分」は，理想自己とよばれることもありますが，この理想は目標になるものとは異なります．そして，この理想を手放すことができない場合は，より不適応な状態へと陥りかねません．傾聴して共感しながら支援を行うプロセスでは，理想自己の内容や実際の体験をどのように認識しているかなどをクライエントとともに確かめ，「○○でなくてもよい自分」を探すお手伝いをします．「○○でなくてもよい自分」が見つかるとき，クライエントの体験と自己構造はより一致度を増し，適応に近づきます．

③ カウンセリングの条件とテクニック

これまで解説してきたとおり，カウンセリングはクライエントの情報が外へ漏れることのない空間で，ある一定の時間，ゆったりとした自然な流れのなかでクライエントの想いを十分に聴き取り，そして「あたかも自分のことであるかのように」クライエントの立場に立って考える営みです．ここでは，カウンセリングを行うときに求められる条件と代表的なテクニックを紹介します．

1 環境的な条件

カウンセリングに訪れるクライエントが抱える問題は，高度な個人情報であり，カウンセラーは守秘義務（秘密保持義務）を負います．個人情報を扱うため，閉じられて話し声が漏れない空間を確保する必要があります．その空間には楽に座ることができる椅子やふさわしい机を用意することが理想です．カウンセリング中，カウンセラーは記録を取ることもあるので，バインダーや用紙，筆記用具はあらかじめ用意しておきます．そして，どのくらいの時間を使うのか（決まりはありませんが，60〜80分とすることが多いでしょう），料金はいくらなのか，何ができて何ができないのか，などといった面接の枠組みなどについても説明します．

このように，カウンセラーの守秘義務（秘密保持義務）や面接の枠組みなどを十分に説明したうえで，クライエントに同意を得ます（インフォームド・コンセント）．このとき，書面をもって同意を得ることが理想です．

秘密保持義務とその例外

　カウンセリングをしていると，クライエントからさまざまなエピソードや想いが語られます．原則的にカウンセラーには秘密保持義務が課されているので，クライエントの同意なしにクライエントの情報を外部へ漏らすことはありません．しかし，クライエントに自傷他害の可能性など，なんらかの危険が及ぶと判断される場合には例外状況とみなされます．クライエントが語る内容だけをもって，危険が及ぶか否かを判断することは非常に難しいですが，自傷他害について，クライエントが具体的に実行するか否かが判断の基準となることもあります．

■2 カウンセラーの態度条件

　来談者中心療法では，カウンセラーに求められる態度条件（姿勢）がいくつか挙げられています．傾聴や共感はその代表例ですが，それ以外にも下記に紹介する無条件の肯定的配慮やカウンセラーの自己一致などの姿勢も求められます．

　カウンセリングでは，これらの姿勢でクライエントと対面し，十分にクライエントのことを聴くことは必要不可欠ですが，カウンセラーになる人以外にとっても，他者の話に耳を傾けて支援を行うときには必要な姿勢といえるでしょう．

❶傾 聴

　耳を傾けて聴くことです．相手の情報を聴取し，観察し，相手を知るプロセスともいえます．聴かれる相手が「傾聴されている」と感じる聴き方が必要となるため，他者がいるからこそできるものが傾聴といえるでしょう．

❷共 感

　相手の内的準拠枠を知り，それを用いて相手の立場に立つことです．その体験は，カウンセラーの価値基準・評価基準で肯定も否定もされるものではなく，純粋に他者の体験を疑似的にでもリアルに体験するものです．

❸無条件の肯定的配慮

　共感する際に必要不可欠な条件です．カウンセリングでは，カウンセラー自身の価値基準・評価基準でクライエントを評価することなく，バイアスをかけずに対面する姿勢が求められます．

❹カウンセラーの自己一致

　カウンセラーがどのような自己構造（理想自己）をもち，どのような体験をしていて，それが一致しているか不一致の状態なのかを把握し，理解していることです．そのため，カウンセラーには，深い自己理解が求められますが，自己一致（理想自己と体験との一致度が高い）していないとカウンセラーになれないということではなく，自分自身を知っていることが必要とされるのです．

❸ 心理アセスメント

　カウンセリングにおいて，ただ聴くのではなく，シミュレーションし，クライエントの立場に立つことの必要性については前述しましたが，さらに心理アセスメントが求められます．**心理アセスメント**とは，クライエントの特性や状態に関する情報を収集し，問題の成り立ちを考え，支援の方向性を定めることで，有効な支援を行ううえで欠かすことができないプロセスです．そこで，心理アセスメントを行うときにはクライエントの情報を収集するために，面接や観察，心理検査を実施することが求められます．

Topics　心理アセスメントと見立て，ケースフォーミュレーション

　心理アセスメントは，"見立て"や"ケースフォーミュレーション"などといった用語と類似しています．見立てはクライエントの情報から「クライエントがどのような人物であるか，その問題がどのように成立しているか」などを想像し精緻化するプロセスを指し，こうしたプロセスを経て，支援の方向を考える一連の営みです．ケースフォーミュレーションは，特に認知療法や認知行動療法という心理療法を取り入れる際に行われるもので，クライエントの問題をモデル化し，理解するものです．

---

❹ 代表的テクニック

　来談者中心療法が研究・実践されるなかで，カウンセリングを行う際に求められるテクニックがまとめられてきました．表2にその代表的なテクニックを紹介します．もちろん，カウンセリングを行うときに必要とされるテクニックはこの限りではありません．また，表2に例示したものもひとつの例にすぎず，クライエントとの関係性や話の内容などにより，多様に変化します．こうしたなか，これらをクライエントとの自然なやり取りに組み込むことで，カウンセリングのプロセスがよりいっそう，クライエントにとって価値あるものになります．

　また，医療職として患者と接する際にも，カウンセリングの考え方やそのテクニックをすべてとはいかないまでも，少しでも用いることで，患者との人間関係がより円滑なものになるかもしれません．

表2　カウンセリングの代表的テクニック

① 感情の受容
- 簡単な受容
- クライエントの発言について，受け止めていること，理解していることを端的に示す
- 例：「なるほど」などと頷きながら，相手のトーンや話の内容を受け止め，理解する

② 感情の反映
- 話題に含まれる感情を映し出すこと
- 笑顔で悲しいエピソードを語るクライエントがいた場合，その悲しみをとらえ，カウンセリングのテーマにすることなど
- 例：「今笑顔でお話しいただきましたが，話の内容はとても悲しいものだと感じました，いかがでしょう？」などと投げかける

③ くり返し（オウム返し）
- クライエントの発言と同様の意味内容をもつメッセージを返すこと
- クライエントの洞察を促す効果がある
- 例：クライエントが「私は○○です」と言明したとき，「あなたは今△△で□□なので，○○と感じているのでしょうか」などと，意味内容を変えずに表現を変えて返答する

④ 感情の明瞭化
- クライエントから得る情報から，その漠然とした感情などを表現すること
- 不安などの感情が漠然としていて，クライエント本人であっても明確にとらえることが難しいときに用いる
- 例：「その状況でそんなことが起きるのであれば，それは不安になるかもしれません」など，具体的なエピソードを交え，クライエントの有する感情がどのようなものかクライエントとともに同定する

⑤ 承認−再保証
- 情緒的支援を行うとともに，承認し，強化すること
- カウンセラーに認められ，改めて自身の存在価値を感じることができるよう促す
- 例：「あなたが悩み，苦しむなかで，まずはここに来る勇気とエネルギーは何物にも代えがたいものです」などと，今ここでクライエントが奮闘していることを承認する

⑥ 非指示的リード
- 具体的な説明などを求めること
- 混乱した状況で話がまとまらないなどといった場合，クライエントが具体的なエピソードを語ることで，考えや話が整理されることもある
- 例：「今のお話，少し具体的に言い換えることはできるでしょうか」などと尋ねる

📖 引用・参考文献

1）伊藤拓，山蔦圭輔：第10章 カウンセリング．日本健康心理学会 編：健康心理学事典，丸善出版，2019．
2）Rogers, C. R. 著，保坂亨 他訳：ロジャーズ主要著作集2 クライアント中心療法．岩崎学術出版社，2005．
3）東山紘久 編著：心理療法プリマーズ 来談者中心療法．ミネルヴァ書房，2003．
4）佐治守夫，飯長喜一郎 編：ロジャーズ クライエント中心療法—カウンセリングの核心を学ぶ 新版．有斐閣，2011．

傾聴訓練

1 2〜3人でグループを組んでください．2人の場合は1人をクライエント役，もう1人をカウンセラー役とします．3人の場合は，1人をクライエント役，もう1人をカウンセラー役，残る1人を観察者とします．この役割は交代します．

2 クライエント役の人は，あらかじめどのような問題を抱えたクライエントを演じるか想定しておいてください（自分自身のことでもよいですが，公表しても問題がないストーリーにしてください）．

3 1回の相談を10分として，クライエント役は悩みごとをカウンセラー役へ相談します．カウンセラー役はクライエント役へ傾聴します．

4 2人の場合はクライエント役がカウンセラー役を評価し，3人の場合は観察者がカウンセラー役の評価をしてください．

カウンセラー役：＿＿＿＿＿＿＿＿＿＿＿

カウンセラーの印象	
カウンセラーの行動的特徴	
カウンセラーの表情	
全体的な印象	
良い点	
改善するともっと良くなる点	

動機づけ（モティベーション）と人間関係

「英語は難しいから勉強のやる気が起きないな」「好きなことに没頭して気づいたら朝だった」「友人から勧められたからこの音楽を聴いてみよう」などといったことは誰もが一度は経験したことがあるでしょう．これらはいわゆるやる気が関連するものですが，心理学ではこのやる気のことを動機づけ（モティベーション）とよんでいます．動機づけとは，私たちがある行動を起こし，それを持続し目標達成へと導くための力であり，他者とのかかわり方にも関係しています．また，やる気をもって行動が発生し，その結果なんらかの結果が生じるとき，その結果の原因をどこに帰属するか（理由づけるか）は，その後の心理的変化や行動的変化に大きく影響します．

本章では，動機づけのメカニズムや欲求について紹介するとともに，原因帰属や自己効力感などといった基本的な理論についても考えてみましょう．

① 欲求と動機づけ

1 欲求とは

欲求は**一次的欲求（生理的欲求）**と**二次的欲求（社会的欲求）**とに大別することができます．一次的欲求は，生命維持に関わる欲求で，具体的には食欲や排泄欲求が挙げられます．また，二次的欲求は，「人間関係を円滑に保ちたい」，「偉くなりたい」などといった欲求や好奇心（好奇欲求）などが該当します．特に二次的欲求を細かくみると，**社会的欲求**や**情緒的欲求**などに分けることができます．社会的欲求とは，親和欲求（人間関係を円滑に保ちたい）・地位欲求（他者から認められる立場に立ちたい）・達成欲求（成功したい）からなる欲求です．また，情緒的欲求とは，情動の喚起を求めるもので，たとえば，「ジェットコースターに乗りたい」や「お化け屋敷に入りたい」などといったことが例として挙げられます．

2 動機づけとは

欲求と深く関係する用語に，**動機づけ**があります．動機づけはモティベーション（motivation）ややる気などと説明されることも多いですが，実はそう単純なものではなく，いくつかの機能をもち，いくつかの要素で構成されています．

❶ 動機づけの機能

吉川・関田・鈎（2016）によると，動機づけ（モティベーション）には，4つの機能

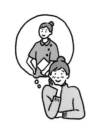
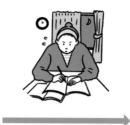
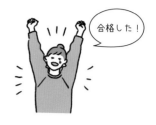

動　因
（目標を達成したい欲求）

目標を達成するための
行動

目標達成

合格した！

図1　動機づけ（動因）のプロセス

があるとされています[1]．それぞれ，1) 行動喚起機能：人間の行動を喚起する働きであり，行動を起こすきっかけとなる，2) 行動維持機能：行動を持続させる働き，3) 行動調整機能：行動を調整しながら持続させる働き，4) 行動強化機能：行動や目標を成し遂げたあとにもう一度それに取り組んでみたいと思う働き，です．

❷動因と誘因

　また，動機づけは，大きく**動因**と**誘因**に分けることができます．動因とは個人の心理的な要素であり，行動を喚起します．また，誘因は外的な要素であり，これによっても行動が喚起します．動因は欲求，誘因は報酬と考えてください．なお，動因は誘因によって高められることがあります．たとえば，お菓子を食べたいという欲求（動因）があるとき，テレビからお菓子のCMが流れる（誘因）と，お菓子を食べるという行動が促進します．動因や誘因が行動を引き起こし，その行動が持続するという一連のプロセスが動機づけです．

　また，動因は，「目標を達成したい」という欲求と表現することができます．したがって，動因が生じる際，目標を達成するための行動が生じます（図1）．そして，目標を達成することができれば，その動因は低減します．

> **Topics　やる気はどう出す？**
>
> 　「やる気」がない人とはどのような人でしょうか？　そして，私たちは何を見て，他者の「やる気」を評価しているのでしょうか？　一概には言えませんが，1つは行動（目標を達成するための行動）を観察し，行動が喚起していない場合，「やる気がない」と評価します．しかし，行動が喚起していないことが問題なのではなく，目標をもてていないために動因が高まらないことが問題ともいえます．したがって，やる気がなさそうな人に対しては「やる気を出せ！」と言うのではなく，目標設定を見直すことも必要不可欠です．

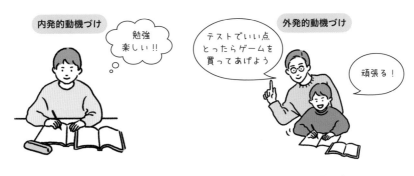

図2　内発的動機づけと外発的動機づけ

❸動機づけの種類

　動機づけの種類には大きく分けて，外発的動機づけと内発的動機づけの2つがあります（図2）. **外発的動機づけ**とは，外部からのなんらかの働きかけによる動機づけのことで，賞賛や罰，競争場面を設定することなどで動機づけを高めます（例：お小遣いやご褒美で動機づけるなど）. **内発的動機づけ**とは，外部からの働きかけではなく，その行動や個人の心理的側面自体が報酬となるような動機づけのことで，内発的動機づけを支えるものとしては，知的好奇心や他者受容感（周りから受容されていると感じること），有能感や達成感，自尊感情（セルフエスティーム），自己効力感（セルフエフィカシー），フロー（なにかに集中し没頭している状態）などがあります.

　内発的動機づけ・外発的動機づけの両者とも，メリットとデメリットがあります.内発的動機づけのメリットは枯渇しないこと，非常に強く感じることができることなどです.デメリットは，人によっては感じ取ることが難しいことなどです.外発的動機づけのメリットは報酬としてわかりやすいこと，使いやすいことなどで，デメリットは，報酬の受け手の要求水準が上がると報酬として機能しなくなることや外発的動機づけとなる報酬が尽きてしまうことなどが挙げられます.いずれにしても，行動を形成しようとするとき，報酬の受け手にとって十分に機能する報酬を選択する必要があります.

② 動機づけに関する理論

　動機づけの理論にはさまざまなものがありますが，大きくは認知，情動，欲求という心理的な要素を重視する3つのカテゴリーに分けられます[2].いずれの理論も，動機づけを高めるためには，目標設定をどうするか，成果をどう見積もることができるかなど，個人の心理的要因を重視するものです.動機づけを高めることを目指すとき，単に「やる気を出せ」ではなく，細かく心理的要因や準備性などを確認する

必要があるといえます．

1 認知に関する理論

認知とは，本人の主観的な解釈であり，認知のあり方が動機づけを規定すると考えます．たとえば，「英語は難しいから勉強のやる気が起きないな」というのは，英語は難しいという本人の解釈が英語に対する勉強の動機づけに影響を与えていると考えられます．

❶アトキンソンの期待×価値理論

期待×価値理論はアトキンソン Atkinson, J. W. によって提唱されました．動機づけを期待（成功可能性に関する主観的な認識）と価値（行動遂行に関わる価値）との積によってとらえようとするという理論です．

❷ブルームの期待理論

期待理論はブルーム Vroom, V. H. によって提唱されました．ここでは，動機づけは期待と誘意性が掛け合わされて生じる（動機づけ＝期待×誘意性）と考えます．期待とは成果が得られるか否かに対する期待であり，誘意性とは，得られる結果が望ましいものであるか否かといったことを意味します．成果が上がることが期待できて，その成果が望ましいものと見積もることができると動機づけが増すという理論です．

❸アダムスの公平理論

公平理論は，アダムス Adams, J. S.によって提唱されました．投資（努力や時間などの投資）とアウトカム（成果）とのバランスが動機づけに影響するという理論です．また，公平理論は，自分自身だけではなく他者の投資とアウトカムのバランスについても言及しています．自分自身のバランスと他者のバランスとを比較するとき，不公平感を感じる場合，公平になるよう動機づけられるという考え方です．

❹ロックの目標設定理論

目標設定理論は，ロック Locke, E. A.によって提唱されました．目標の難易度と目標達成への意思が動機づけや努力を方向づけるという考え方です．

2 情動に関する理論

情動とは，楽しい，つらいなどの本人の感じる感覚であり，これも動機づけに影響を及ぼします．「好きなことに没頭して気づいたら朝だった」というのは，好きなことをやっているときに感じる楽しさや嬉しさといった情動によって行動が促されています．

❶チクセントミハイのフロー理論

このような情動に重きをおいた理論としてはチクセントミハイ Csikszentmihalyi, M. による**フロー理論**などがあります．これは，フロー（なにかに集中し没頭している状態）で行動が持続するという理論です．この理論では，自分自身の能力にマッチした課題に全力で没頭しているとき，覚醒水準も快感情も高い状態であると考えま

す．たとえば，何かに集中して寝食を忘れて没頭することが，ポジティブな情動を引き起こし，その結果行動が持続するといった例が挙げられます．

❷アプターのリバーサル理論

また，アプター Apter, M. J. による**リバーサル理論**では，人間が経験する4つの側面（手段と目的に関するもの：目的－手段，ルールに対する気持ちに関するもの：ルール，人と相互作用するときの気持ちに関するもの：処理，人の基本的態度が向かう方向性に関するもの：関係）について，4対の動機づけの状態があることが想定されています．具体的には，目的－手段にはテリック－パラテリック（目的優先志向か楽しみ優先志向か），ルールには順法－反抗（順応するか否定し抵抗するか），処理には支配－共感（支配し優越するか共感するか），関係にはオーティック－アロイック（自己志向か他者志向か）という関係が想定されています．

リバーサルとは反転を意味し，日常的な経験のなかで，私たちの態度や動機づけが多様に変化することを示しています．たとえば，はじめは興味関心が高いために学んでいたこと（目的は学ぶことであり，楽しむことを優先する状態）が，学ぶうちに資格を取得するために学んでいる状態（学ぶことが資格取得の手段となり，興味関心や楽しみではなく，資格取得が目的となる状態）になることなどが例として挙げられます．

ここでは，状況によって動機づけの状態が反転し，行動に影響すると考えられています．たとえば，スポーツなど，生じる構想そのものを楽しむ状態（パラテリックの状態）では，覚醒度もポジティブな情動も高いことが想定されています．

❸ 欲求に関する理論

欲求とは，行動を活性化して方向づけるものです．前述のとおり，欲求には生理的欲求と社会的欲求があります．「友人から勧められたからこの音楽を聴いてみよう」というのは，「友人との関係をさらに良くしたい」という社会的欲求に基づいて行動が促されていると考えることができます．

❶マズローの欲求5段階説

欲求についてさまざまな研究が進められるなか，人間性心理学という領域において，マズロー Maslow, A. H. が**欲求5段階説**を提唱しました（図3）[3]．この説では，下位階層の欲求が充足されると上位階層の欲求が生じるということが想定されています．生理的欲求が充足されると，安全欲求（身の安全を守りたい）が生じ，それが充足されると愛情・所属の欲求（社会的集団に所属し，人間関係を円滑に保ちたい），尊敬・自己評価の欲求（他者から評価され認められたい）が生じます．そして，最上階層の自己実現の欲求が生じるとされていますが，自己実現の欲求は完全に充足することが難しい欲求ともいえます．

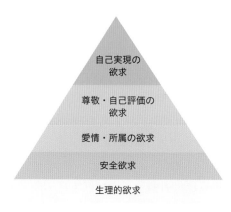

図3　マズローの欲求5段階説

（ピラミッド図内のテキスト）
自己実現の
欲求
尊敬・自己評価の
欲求
愛情・所属の欲求
安全欲求
生理的欲求

❷アルダファーのERG理論

ERG理論はアルダファーAlderfer, C. P. によって提唱されました．この理論では，最下位層に生存欲求（E），中間層に関係欲求（R），最上位層に成長欲求（G）があると想定され，高次の欲求が満たされない場合，低次の欲求が増幅すると考えられています．たとえば，人間関係を良くしたいなどという欲求（R）が満たされない場合，低次の欲求である生存欲求（生理的欲求や安全欲求など）が高まるというものです．

❸ハーズバーグの二要因論

二要因論はハーズバーグHerzberg, F. によって提唱されました．この理論では，動機づけは衛生要因（環境や報酬）と動機づけ要因（モティベーションや満足度など）の要因に分けられ，衛生要因が土台となって動機づけ要因が生じると考えられています．つまり，モティベーションを高める前提として，環境や報酬など物理的要因を拡充する必要性が示されています．

❹ライアンとデシの自己決定理論

自己決定理論は，内発的動機づけに関する理論を発展させたもので，ライアンRyan, R. M. とデシDeci, E. L. によって提唱されました[4]．1) 自律性への欲求：自身の行動を自ら決定し，行動の起源でありたいという欲求，2) 有能さへの欲求：活動を通して自身の能力を高めたいという欲求，3) 関係性への欲求：他者との間に温かいつながりをもちたいという欲求，の3つが仮定されており[5]，これらの欲求を満たすように行動することが動機づけを高めます．

なお，動機づけに関するこれまでの考え方では，外発的動機づけと内発的動機づけを相反する動機づけ状態としてとらえていましたが，自己決定理論では，自律性の程度（他律的〜自律的）によって，動機づけを外発的なものから内発的なものへ段階的にとらえています（図4）．最も他律的なのが「外的調整」に基づく動機づけであり，なんらかの外的報酬を得ることや外的な罰を避けることが目的（例：勉強をがん

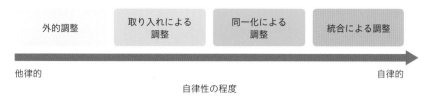

他律的　　　　　　　　自律性の程度　　　　　　　　自律的

図4　自己決定理論におけるプロセス

ばって良い点数を取るとご褒美がもらえる）となっており，外的な要因や他者からの働きかけによって行動が開始されます．次にやや他律的なのが「取り入れによる調整」に基づく動機づけであり，行動の目的が恥や不安を低減し，自己価値を守ること（例：悪い点数を取るのは恥ずかしいから勉強をする）で動機づけられています．やや自律的なのが「同一化による調整」に基づく動機づけであり，個人的な重要性を感じて（例：勉強することは自分にとって重要なことだと考えている），肯定的な態度で自発的に行動が開始されます．最も自律的なのが「統合による調整」に基づく動機づけであり，行動することが自身の価値観や欲求（例：勉強が好きだから勉強する）と一致している段階です．そしてさらに自己の内発的調整により動機づけられると内発的動機づけへと段階が進みます．

③ 行動形成と動機づけ

1 行動主義心理学

　人間の行動形成や学習をテーマとした行動主義心理学という学問領域があります．行動主義心理学では，古典的条件付け（レスポンデント条件づけ）や道具的条件付け（オペラント条件づけ）の研究が進められ，行動療法のベースとなる知見が蓄積されています．

　ここでは，道具的条件付けの考え方をもとに行動形成と動機づけについて考えます．このとき，まずは強化と弱化について十分に理解する必要があります．**強化**は，自発的行動に対して強化子（報酬）を与えることや刺激を取り除くことで行動の出現率を増大させる手続きです．**弱化**は，自発的行動に対して弱化子（罰）を与えることや刺激を取り除くことで行動の出現率を減少させる手続きです．このように，強化も弱化も正（与える）と負（取り除く）があり，全部で4種類に分けることができます（表1）．

　表1の例をみると，特に正の強化を行う際，十分な強化子（報酬）を与える必要があるといえます．ここでの強化子（報酬）は，内発的動機づけ，外発的動機づけと考えてください．ある行動をとったとき，行動の結果が自分自身にとってプラスになるものであれば，その行動は持続するでしょうし，行動をとった結果，何か自分自

表1 強化と弱化

	正	負
強化	**正の強化** 強化子を与えることで行動の出現率を増大させる 例：良いことをしたときにご褒美を渡す	**負の強化** 嫌悪刺激などを除去することで行動の出現率を増大させる 例：通電している金網に犬を乗せ（感電していて動けない），電流を弱めたり止めたりすることで，逃げやすくなる
弱化	**正の弱化** 弱化子を与えることで行動の出現率を減少させる 例：悪いことをしたときに叱る	**負の弱化** 強化子などを除去することで行動の出現率を減少させる 例：失敗したときにお小遣いを減らす

身にとってうれしいモノをもらえるのであれば，その行動は持続します．

ポイントは，"自分自身にとって"です．いくら周囲が「これは報酬になるだろう」と見積もっても，その本人にとって報酬として機能しない（報酬とならない）のであれば，その先の行動は持続しないものとなってしまいます．

> **Topics　行動療法**
>
> 　心理療法の1つで，特に人間の問題行動をターゲットとして，その問題行動を修正することが目的となる心理療法です．問題行動は，その問題行動を学習しているものととらえます．そして，適応的な行動を再学習させることや，問題行動を消す（消去）ことを目的とした技法が多数存在し，臨床場面において用いられています．
>
> 　治療効果に関するエビデンスも多数存在することから，効果的な方法であるといえます．認知的側面に対するアプローチ法と併せて，認知行動療法として用いられることもあります．

2 アンダーマイニング効果

　動機づけを高めるには外発的動機づけと内発的動機づけのどちらがよいのでしょうか．かつて，報酬を与えることで，動機づけが高まるだろうと考えられていた時代がありました．それが，行動主義心理学が全盛の時代であり，ここでは報酬が人の学習を成立させるのに最も有益だと考えられていました．しかし，報酬を与えることが内発的な動機づけを低下させてしまうことを明らかにしたのが，前述の自己決定理論を提唱したアメリカの心理学者デシ Deci, E. L. です．

　デシは，大学生を対象にある実験を行いました．この実験では，大学生を実験群（報酬が与えられる群）と統制群（報酬が与えられない群）に分け，別々の部屋に入ってもらい，ソマパズルという大学生にとって興味がそそられる（内発的動機づけが高まる）パズルに取り組んでもらう手続きになっていました．実験は3セッションで構

成されており，第1セッションでは，どちらの群も普通にソマパズルに取り組みます．第2セッションでは，実験群には実験を監督する人が部屋にいる状況で，パズルが1問解けるごとに1ドルの報酬が与えられるという操作が加えられました．統制群にも実験を監督する人はいますが，報酬は与えられません．最後の第3セッションでは，実験群の部屋にいた実験を監督する人が部屋から立ち去ってしまうという操作が加えられました．その状態ではパズルを解いても報酬はもらえません．実験群に割り当てられた大学生たちは実験を監督する人が部屋から立ち去ってしまうと，パズルをやめて部屋に置かれていた雑誌などを見て過ごすようになりました．一方，統制群に割り当てられた大学生たちは，実験を監督する人が部屋から立ち去っても変わらず楽しそうにパズルに取り組み続けたのです．もともと内発的動機づけに基づいて行っていたパズルですが，報酬を与えられることによって「報酬をもらうからパズルを解く」という外発的な動機に変わり，内発的動機づけが低下してしまったのです．このような，外的な報酬により内発的動機づけが低下することを**アンダーマイニング効果**とよびます．

④ 原因帰属と動機づけ

　「小さいころから得意だった（苦手だった）ので，やる気が起きる（起きない）」ということは誰もが経験があるのではないでしょうか．私たちは過去の経験によって動機づけが左右されることがあります．一方で，これまでに何度失敗したとしてもやる気を失わずに行動を続けることのできる人がいることも事実です．それはなぜなのでしょうか．

　第2章でも述べたとおり，過去の失敗や成功の経験の原因を考えることを原因帰属とよびますが（➡第2章，p.16），ワイナー Weiner, B. は，どのような原因帰属をするのかによって動機づけが変わることを明らかにしました．人の動機づけが異なるのは，客観的な事実ではなく，推論された原因によるものだと考えたのです．人が何かに取り組んで成功したり，失敗した後に考える原因には「能力」「努力」「運」「課題の困難度」の4つがあります．あるテストで，D評価（不合格）をもらった場合に当てはめてみましょう．「運が悪かった」と考えた場合は，運は自分でコントロールできませんし，外的なものなので，動機づけは変わりません．「課題が難しかった」と考えた場合も同様です．課題の困難度を自分でコントロールできませんし，外的なものですので，こちらも動機づけは変わらないでしょう．それでは，「努力が足りなかった」と考えた場合はどうでしょうか．努力は自分でコントロールできますので，動機づけが高まる可能性が高いです．最後に，「能力がない」と考えた場合はどうでしょうか．この場合には，能力を伸ばせるものと思うか，伸ばせないものと思うかで

動機づけが異なります．能力を伸ばせないものだと思っているのであれば，動機づけは高まりません．一方で，伸ばせるものだと思っているのであれば，動機づけが高まる可能性が高いでしょう．このように，成功や失敗の原因を「努力」に求めること，また，「能力」に求めたとしても，この能力が伸ばせると思えることが動機づけを高めることにつながります．

⑤ 学習性無力感

努力に帰属することで動機づけを高めることができる一方で，どれだけ努力をしても結果が伴わないことで意欲を失ってしまい，「何をやってもダメなんだ」と考えてしまうこともあります．

❶ 電気ショックの実験

ここでは，セリグマン Seligman, M. E. P. とマイヤー Maier, S. F. が行った，犬を使った電気ショックへの回避学習に関する実験について紹介します[6]．この実験で犬は身動きがとれない状態にされ，音の刺激とともに電気ショックが与えられました．ここでは，犬は何をしても電気ショックから逃れることはできません．この手順をくり返した後，音刺激の後に低い柵を乗り越えれば電気ショックから逃れることができるような状況を設定しました．この低い柵は犬であれば簡単に乗り越えられるものです．しかしながら，犬は低い柵を乗り越えようとはせずに電気ショックを受け続けました．犬は最初の状況で自分が何をしても電気ショックを回避することができないこと，つまり，自分の行動では状況をコントロールすることができないことを学習してしまい，低い柵を乗り越えるという回避行動をとることができなくなったのです．

❷ 学習性無力感と動機づけ

このような現象は**学習性無力感**とよばれ，のちに，犬だけでなく人間でもこのような現象が生じることが明らかとなっています．アンダーマイニング効果のときと同様に，私たちは，自分で自分の結果をコントロールしている（または，することができる）という感覚（コントロール可能性）をもつことができないと動機づけが下がってしまいます．一方で，動機づけが低下しそうなときには，友人からの励ましや支えがあることで動機づけを維持することができることも明らかになっています．

⑥ 自己効力感

❶ 自己効力感形成のプロセス

コントロール可能性をもつことが動機づけを高めるには重要ですが，バンデューラ Bandura, A. はコントロール可能性と実際に行動が生じるかどうかは別だと考えま

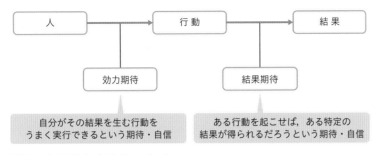

図5　自己効力感形成のプロセス

（文献7）より作成）

した．バンデューラは**自己効力感**（self-efficacy）という考え方に着目しました．自己効力感は，自分自身がもつ知識や技能によって環境に影響を与えることができているという実感（期待や自信を含む）です．ここでの環境とは，他者を含む環境を指します．バンデューラは，自己効力感を効力期待と結果期待という2つに分けて考えました．**効力期待**とは，自分がその結果を生む行動をうまく実行できるという期待や自信のことを指し，**結果期待**とは，ある行動を起こせば，ある特定の結果が得られるだろうという期待や自信のことを指します．そして，たとえ結果期待が高くても，効力期待が低い場合には行動が生起されないと考えたのです（図5）[7]．つまり，あるテストで1日5時間勉強をすればA評価が得られるだろうという結果期待をもっていたとしても，自分が1日5時間勉強をすることができると思えなければ，動機づけは高まらない，ということです．

2 自己効力感を高めるには

　自分自身の行為が，誰かの役に立つなどという経験は自己効力感を高めます．ただし，自身の行為の結果を十分に認識できない（良い体験をしているのに主観的には良い体験であると認識できないなど）場合，せっかくの良い体験であったとしても，自己効力感は高まりません．また，自己効力感を高めるには適切な目標を設定することが重要です．それでは適切な目標とはどのようなものでしょうか．目標は大きすぎると効力期待を高めることができず行動に移すことができません．小さい目標を設定することで自己効力感ならびに動機づけを保つことができ，結果的に目標の達成がしやすくなります．たとえ，最終的には大きな目標があったとしても，小さな目標に分解していくことが大切です．

7 遂行目標，学習目標

　動機づけのあり方は，どのような目標を設定するかによっても異なります．ドゥエックDweck, C. S.は学習に対する目標として，遂行目標と学習目標という2つの

表2　知能観と目標設定，行動パターンの関連

暗黙の知能観	目標設定	現在の能力における自信	行動パターン
実体的知能観	遂行目標	高い	習得志向，こだわりの強さ，挑戦を求める
		低い	無気力，こだわりの弱さ，挑戦を避ける
拡大的知能観	学習目標	高い	習得志向，こだわりの強さ，挑戦を求める
		低い	習得志向，こだわりの強さ，挑戦を求める

(文献8) より作成)

目標を示しています[8]．**遂行目標**とは，相手との勝負に勝つことに目標をおいて動機づけを高めるものです．**学習目標**とは，自分のペースで目標を決めて技能や能力を高めることを目指すものです．

そして，これらどちらの目標をもちやすいかはその人がもつ能力についての考え（暗黙の知能観）に影響されるといわれています（表2）．能力は生まれつきで変わらないという考え方を実体的知能観，能力は努力によって伸びるという考え方を拡大的知能観とよびます．実体的知能観をもつ人は遂行目標をもつ傾向があり，拡大的知能観をもつ人は学習目標をもつ傾向があります．

📖 引用・参考文献

1) 吉川成司，関田一彦，鈎治雄：はじめて学ぶ教育心理学 第2版．ミネルヴァ書房，2016．

2) 上淵寿 編：動機づけ研究の最前線．北大路書房，2004．

3) Maslow, A. H.：A Theory of Human Motivation, Psychological Review, 50, 370-396, 1943.

4) Ryan, R.M., Deci, E.L.：Self-determination theory and the facilitation of intrinsic motivation, social development, and well-being. American psychologist, 55：68-78, 2000.

5) 櫻井茂男：自ら学ぶ意欲の心理学．有斐閣，2009．

6) Seligman, M. E. P., Maier, S. F.：Failure to escape traumatic shock. Journal of Experimental Psychology, 74：1-9, 1967.

7) 中澤潤 編：よくわかる教育心理学．ミネルヴァ書房，2008．

8) Dweck, C.S.：Motivational processes affecting learning. American Psychologist, 41：1040-1048, 1986.

9) 赤井誠生：動機づけ．中島義明，安藤清志，子安増生 他編，心理学辞典，有斐閣，p.622-623, 1999.

10) 金城辰夫：5章 動機付け・情動．鹿取廣人，杉本敏夫 編：心理学．東京大学出版会，2001．

報酬を考えよう

1 まず，皆さんにとって困難だと思う目標を掲げてください．

2 その目標を達成するために必要な行動を10個挙げてください．たとえば，国家試験に合格することを目標として掲げた場合，それを実現するために必要な行動を10個（たくさんあると思いますが，今回は10個に絞ります）挙げてください．

3 その行動の難易度を0～10で評価します（難易度が高いものを10とします）．さらに，どのような報酬が，その行動を喚起し持続するか考えてみましょう．報酬は内発的なものと外発的なものを数個ずつ挙げてください．なんらかの報酬を受け取ることで，ある行動を持続できる可能性は高まります．そして，その行動により適した報酬があります．皆さんが持続したい行動を持続させるために適している報酬はどのようなものでしょうか？　考えてみましょう．

困難だと思う目標：		
行　動	難易度	内発的・外発的報酬
1	/10	
2	/10	
3	/10	
4	/10	
5	/10	
6	/10	
7	/10	
8	/10	
9	/10	
10	/10	

原因を考えてみよう

1 これまでにあなたが経験した成功体験や失敗体験とその原因について考えてみましょう．まずは，記入例を参考に過去の成功体験と失敗体験を書いてください．次に，その原因について4つの観点（能力，努力，運，困難度）で考えてみましょう．

記入例 成功体験

内 容	苦手だった科目の試験の成績がA評価だったこと	
原 因	能力　勉強の才能があるからだ	運　たまたま勉強したところが出たからだ
	努力　一生懸命勉強したからだ	困難度　簡単な試験内容だったからだ

成功体験

内 容		
原 因	能力	運
	努力	困難度

失敗体験

内 容		
原 因	能力	運
	努力	困難度

2 成功体験と失敗体験の4つの原因のうち，最初に思いついた帰属のしかたはどれだったかを選び，それを周りの人と紹介しあいましょう．似たような体験でも人によって思いつく帰属のしかたには違いがあるかもしれません．

3 動機づけが高まるような帰属のしかたはどれなのかについても話し合ってみましょう．

12

リーダーシップ，チーム

仕事におけるストレス（ワークストレス）は，大きな社会問題として注目されています．医療においても同様で，ある調査によれば，過去1年間にメンタルヘルス不調で1か月以上休職，退職した正社員がいると回答した割合が高い産業の第3位が「医療，福祉」（34.4％）でした[1]．そして，メンタル不調の原因として最も割合が高いのが「職場の人間関係」でした．これは，職場の人間関係によるストレスが働いている人のメンタルヘルスに影響を与え，それが休職や離職につながる可能性を示しています．

そこで，ワークストレスの原因やその対応法・支援法が検討されており，その解決に向けたひとつの要因として，リーダーシップが注目されています．また，集団の形や目的により，リーダーシップも一様ではありません．

本章ではリーダーシップの理論を紹介し，集団の形とリーダーシップについて考えます．

1 リーダーシップ

1 リーダーシップとは

リーダーシップは，社会心理学，産業・組織心理学，経営学など，多くの分野で古くから研究されている概念です．その定義は，研究者によってさまざまですが，集団の目標達成を目指して集団成員に対して成員の誰もが発揮できる影響力のことをいいます．つまり，リーダーシップは特定の個人の能力や特性ではなく，リーダー（目標達成を意図した他のメンバーへの働きかけが成功しやすい人）とは区別されるものです．

2 科学的管理法とホーソン実験

リーダーシップについての理解を深めるために，まずはリーダーシップ研究につながる産業や組織に関する心理学の歴史について解説していきます．

❶科学的管理法

産業・組織心理学は，組織の構造や仕事の特性などが個人に与える影響について研究するものです．具体的には，従業員の適切な管理と組織効率の向上のためには管理者はどのようにすればよいのかについて研究が行われてきました．

20世紀初頭，テイラーTaylor, F. W.によって**科学的管理法**とよばれる管理手法が提唱されました．テイラー以前の時代は，仕事に関する知識は管理者よりも現場の

労働者の方が豊富であるという前提に立ち，仕事の進め方は労働者の経験則に基づいた判断にゆだねられていました．しかし，この点に疑問をもったテイラーは，管理者が仕事を科学的・体系的に管理することで仕事の効率が高まり，生産性が増大し，労働者も高水準の賃金を得ることができると考えました．そこで，管理者が作業計画を作成し，労働者は指示に従って割り当てられた時間内に作業を終えることができれば高い賃金が得られ，終えられなかった場合には，賃金が下がるようなしくみにしました．この科学的管理法は当時のアメリカ産業界で流行し，生産性を高めるための要因に焦点が当てられるようになりました．

❷ホーソン実験

1924年，アメリカにあるウェスタン・エレクトリック社のホーソン工場で，「室内の明るさを上げれば生産性が高まる」という仮説を実証するための実験が行われました．しかしながら，照明の明るさと生産性には関連性を見いだすことはできませんでした．この結果を受けて，さらに労働時間などの物理的な作業条件を設定し，生産性に変化がみられるか研究が続けられましたが，結果は芳しいものではありませんでした（この1924～1932年に行われた一連の研究はホーソン実験とよばれています）．しかし，研究の結果，物理的な作業条件の代わりに別のものが生産性に関連していることが明らかとなりました．それは，従業員の意識や感情，モラールでした．自分たちの仕事が周囲から注目されているという意識や仕事を通じて互いに生まれた連帯意識が仕事への意欲（モラール）を高め，生産性が向上したのです．このような生産性に及ぼす職場の人間関係の重要性を主張する考え方は**人間関係論**とよばれ，その後の従業員管理の考え方に大きな影響を与えました．

❸ リーダーシップ研究の歴史と代表的な理論

時代とともに集団としてのパフォーマンスを高めるため，さまざまなリーダーシップの考え方が生み出されてきました．そこで，リーダーシップ研究の歴史を追いながら，その代表的な理論を紹介していきます．

❶リーダーシップ特性論

リーダーシップ研究の第一の立場は，「優れたリーダーは何かしらの共通する特性や資質をもっている」という考えに基づいた**リーダーシップ特性論**です．これは，1940年ごろまで主流の立場であり，リーダーとしてふさわしい特性とは何かについて研究が行われてきました．しかし，リーダーの特性にはさまざまなものがあり，明確な答えが見いだせないことが明らかとなってきました．

❷リーダーシップ行動論（PM理論）

そこで1950年代からリーダーのどのような行動が集団の生産性を高めるのかという行動に着目した立場である**リーダーシップ行動論**が出てきました．この立場で有名なものに，三隅二不二の**PM理論**があります．PM理論では，リーダーシップは大

きくP（performance）機能とM（maintenance）機能という2つで構成されると考えます．P機能とは目標達成機能（目標設定や行動の計画立案などにより目標を達成しようと働きかけること）を，そして，M機能とは集団維持機能（メンバー間の人間関係を良好に保ち，集団のまとまりを維持するように働きかけること）を意味しています．そして，これら2つの機能には高低2水準があると考え，それぞれの組み合わせによって4つに類型化しました（図1）[2]．そのうち，P機能とM機能の両方を高水準に発揮しているPM型リーダーは，集団のパフォーマンスやメンバーの満足度やモラールなどの成果に対して最も効果的であることが明らかとなっています[3]．

　リーダーシップ行動論の立場では，仕事への厳しさと部下への人間的な配慮や優しさの両方が備わって発揮されるときに，優れたリーダーシップになるという点が共通しています．

❸コンティンジェンシー理論

　1970年代に入ると，特性や行動という視点ではなく，集団の置かれた環境や状況の変化に応じて好ましいリーダーシップの特性や行動が変わってくるという立場が登場しました．この立場で有名なものは，リーダーの特性と状況に焦点を当てたフィドラーFiedler, F. E.の**コンティンジェンシー・モデル**（状況即応モデル）です．

　このモデルでは，リーダーの特性を測るうえで**LPC**（least preferred co-worker, 一緒に仕事をするのが苦手な同僚）という要素が用いられます．人は誰でも一緒に仕事をするのが苦手な人がいますが，苦手な人に対して好意的に評価することのできる人を高LPCリーダー（人間関係重視），非好意的に評価する人を低LPCリーダー（目標達成重視）として分類します．次に状況として，1）リーダーとメンバーの関係の良

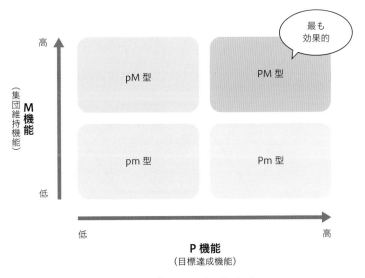

図1　**PM理論によるリーダーシップのタイプ**

（文献2）より作成）

好さ，2）集団に与えられた課題の明確さ，3）リーダーの権限の大きさの3つの組み合わせにより，状況のコントロールの程度を分類します．リーダーが集団をコントロールできている程度が高い，もしくは低い場合には，低LPCリーダーの方が集団のパフォーマンスが高くなり，リーダーが集団をコントロールできている程度が中程度の場合には，高LPCリーダーの方が集団のパフォーマンスが高くなるというのがコンティンジェンシー・モデルの考え方です（図2）[4]．

他にも集団の発達段階に応じて必要とされる効果的なリーダーシップが異なるというハーシーHersey, P.とブランチャードBlanchard, K. H.のライフサイクル理論，目標（ゴール）に向けてリーダーが示す道筋（パス）に着目したハウスHouse, R. J.とデスラーDessler, G.のパス・ゴール理論などがあります．

❹変革型リーダーシップ

1980年代に入ると，従来のやり方では売り上げが上がらず，組織の改革が求められるようになってきました．そこで登場したのが，**変革型リーダーシップ**という考え方です．この考え方は，組織を効率的に管理するリーダーが1人で集団をひっぱっていくのではなく，集団全体で相互に高めあいながら組織に貢献しようという意識を引き出していくことを目指しています．つまり，ビジョンや目標の提示を通じて，集団のメンバー（フォロワー）に仕事のやりがいを感じさせ，チャレンジ意欲を高めることで，組織の使命の実現に向かって努力することを動機づけられた集団に変えていくことのできるリーダーシップといえるでしょう．王・坂田・清水（2016）は，変革型リーダーシップがワークストレスに与える影響について検討し，変革型リーダーシップが従業員のやりがいを高め，ストレス反応を低減させるというポジティブな成

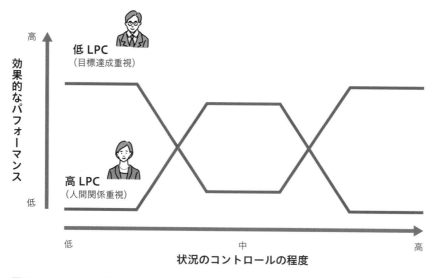

図2　コンティンジェンシー・モデル

（文献4）より作成）

果をもたらすことを明らかにしています[5].

❺サーバント・リーダーシップ

フォロワーがリーダーを支え, リーダーが指示・命令を行うトップダウン型のリーダーシップとは反対の, フォロワーがよいパフォーマンスを発揮できるようにリーダーが下から支える**サーバント・リーダーシップ**という考え方もあります. 従来のリーダーシップは, リーダーに焦点が当てられていましたが, これは, リーダーではなく, フォロワーに焦点を当てた考え方であり, 近年ではこのフォロワー中心もしくは, リーダーとフォロワーの相互作用に焦点を当てたリーダーシップの研究も行われています.

② チーム

1 チームが満たすべき条件

次に, リーダーシップとは別の**チーム**という観点から, 集団としてのパフォーマンスを高めることについて考えていきます. 高いパフォーマンスを発揮している集団を見ると, 私たちは「チームワークがよい」と考えます. チームは集団の一形態ですが, 以下に示す4つの条件を満たしていることが大切です.

1) チームとして達成しなければならない目標が存在すること：この目標は明確でメンバーにとって価値があり, メンバー全員がチームの目標だと認識しているものでなければなりません. 2) 目標達成のためにメンバー間が協力し, 相互依存関係にあること：メンバーが1人で完結するのではなく, 互いに協力しながら課題や作業を遂行することが必要です. 3) メンバーそれぞれに果たすべき役割が割り振られており, メンバー間の関係性がその役割によって規定されていること, 4) チームのメンバーとそれ以外との境界が明確である（弁別性がある）こと：チームのメンバーは入れ替わることもありますが, 誰がチームのメンバーであるのかということは常にメンバーどうしが認識できている必要があります.

2 タスク・フォース, クルー, チーム

チームと似たものとして, タスク・フォースやクルーとよばれる集団があります. チームとは何かについてさらに理解するために, 山口（2008）によるこれら3つについての説明を紹介します[6]. 関係性としては, 図3のように, 基本型がチームで, そこから派生するかたちとしてタスク・フォースとクルーの2つがあると理解しておくとよいでしょう. 以下に解説するそれぞれの特徴を理解し, 適切に組み合わせることで効率的な目標達成が可能となります.

❶タスク・フォース

タスク・フォースは, 目的とするプロジェクトが完了したら解散することが前提

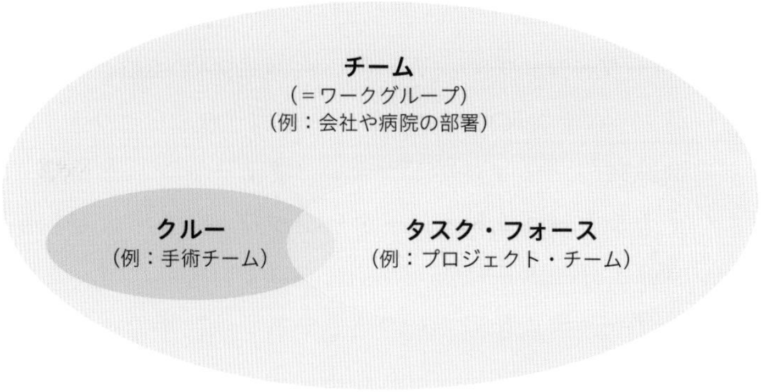

図3　チーム，タスク・フォース，クルーの関係性

(山口裕幸：チームワークの心理学―よりよい集団づくりをめざして．p.18，サイエンス社，2008より改変)

となって形成されるグループです．プロジェクトの遂行を目指し，メンバーの選抜や役割配分などが戦略的にデザインされた集団です．メンバーどうしのつながりは，プロジェクトの遂行という点を除いて，必ずしも強いわけではありません．プロジェクトの完了以外にも変更または中止になると，タスク・フォースは解散します．

❷クルー

　クルーは，招集されて即座に形成され，短期の任務を完了すると同時に解散される集団です．医療においては手術チームなどが該当します．メンバーどうし，お互いをよく知っており，それぞれ自分の担当する職務についても熟達しているメンバーで構成されます．

❸チーム

　チームは，長期的に存続しながら，幅広く多様なプロジェクトに取り組む集団のことです．メンバーどうしは比較的長い付き合いがあり，プロジェクトへの関わりも長いです．チームとして成熟するのに時間がかかるため，すぐに効果的に機能するのが難しいことや，関わりが長いがゆえに意見の対立や感情のもつれなどの対人葛藤が生じる可能性も高くなります．

3 チームワークの測定方法

　チームワークを測定するための試みも行われています．チームワークの測定としては，チームワークの行動的な要素を測定するものとチームワークの心理的な要素を測定するものに分けられます．

　チームワークの行動的な要素を測定するものとしては，空軍戦闘機チームにおけるチームワーク行動や発電所の運転チームのチームワーク行動を測定するものなどがあります．一方，チームワークの心理的な要素を測定するものとしては，たとえば，三沢・佐相・山口(2009)が，看護師チームのチームワークを測定する尺度を開

表1　チームワーク測定尺度

チームの志向性
- 職務志向性：職務に対する態度や価値観
- 対人志向性：チーム内の対人関係の良好さ

チーム・リーダーシップ
- 職務遂行上の指示：メンバーへの的確な指示・指導を表すリーダー行動
- 対人関係上の配慮：対人関係の維持・強化を表すリーダー行動

チーム・プロセス
- モニタリングと相互調整：各自の仕事の相互モニターと調整行動
- 職務の分析と明確化：職務内容をメンバー間の合意により明確化する行動
- 知識と情報の共有：知識や情報の周知徹底を図る行動
- フィードバック：間違いや問題点に関するフィードバック

(文献7)より作成)

発しています(表1)[7]．行動的な要素と比べると心理的な要素は目に見えづらいため，測定には難しいところもありますが，どちらの側面も重要であり，今後知見が積み重ねられていくことで，より洗練した尺度が作成され，チームのパフォーマンスとの関連がより明確になってくるものと思われます．

4 チームとしてよりよい成果をあげるには

最後に，チームとしてよりよい成果をあげるためには何が必要なのでしょうか．山口(2008)は，1)目標達成への明確な道筋と戦略，2)適切な能力を有する人材の確保と配置，3)チームワークの要素が備わっていることが大切だとしています[6]．自分1人の力でできることには限りがあります．よいチームとは，そしてよいリーダーシップとは何かについて理解を深めることは，仕事を円滑に進めていくために必要な知識なのです．

引用・参考文献

1) 独立行政法人労働政策研究・研修機構：職場におけるメンタルヘルス対策に関する調査．2012.
https://www.jil.go.jp/institute/research/2012/documents/0100.pdf
2) 三隅二不二：リーダーシップ行動の科学．有斐閣，1984.
3) 吉田富二雄：12章 集団と個人．堀洋道，山本眞理子，吉田富二雄 編：新編 社会心理学，福村出版，1997.
4) Fiedler, F. E.：Leadership Experience and Leadership Performance. United States Army Research Institute for the Behavioral and Social Sciences, 1994.
5) 王瑋，坂田桐子，清水裕士：変革型リーダーシップがワークストレスに及ぼす影響に関する検討．産業・組織心理学研究，29 (2)：103-112, 2016.
6) 山口裕幸：チームワークの心理学―よりよい集団づくりをめざして．サイエンス社，2008.
7) 三沢良，佐相邦英，山口裕幸：看護師チームのチームワーク測定尺度の作成．社会心理学研究，24 (3)：219-232, 2009.
8) 相川充，髙本真寛，杉森伸吉，古谷真：個人のチームワーク能力を測定する尺度の開発と妥当性の検討．社会心理学研究，27 (3)：139-150, 2012.

リーダーシップ能力を測定しよう

1 下の表はリーダーシップ能力尺度を測定するものです[8]．あなたがあるチームのリーダーだと仮定し，質問項目をどの程度，実行できるか答えてください．

2 それぞれの因子について，自分の得点がどうであったのか，どの因子が自分の強みなのか整理してみましょう．

3 **2** の内容を周りの人と紹介しあいましょう．また，これまでにそのリーダーシップ能力を発揮した場面や，その際工夫した点についても話し合いましょう．他の人が強みにしている能力の工夫を知ることで，自分の能力を高めるヒントが得られるかもしれません．

番号	因子	項　目	1. 全く実行できない　～　6. 必ず実行できる						合計
1	遂行指導	自分からお手本を見せて指導する	1	2	3	4	5	6	
2		チームの目標を中心となって立てる	1	2	3	4	5	6	
3		メンバーの知識不足なところを指導する	1	2	3	4	5	6	
4		チームの方針をメンバーにわかりやすく説明する	1	2	3	4	5	6	
5		メンバーの態度が悪いときは注意する	1	2	3	4	5	6	
6	関係構築	メンバー全体がなじめるような雰囲気を作る	1	2	3	4	5	6	
7		チーム内外を問わず幅広い人脈を作る	1	2	3	4	5	6	
8		メンバーの相談に気軽にのる	1	2	3	4	5	6	
9		メンバーの個人的な問題に気を配る	1	2	3	4	5	6	
10	公平対応	チーム内の重要事項をメンバーに伝える	1	2	3	4	5	6	
11		メンバーのアイディアを取り入れる	1	2	3	4	5	6	
12		メンバー各々を公平に扱う	1	2	3	4	5	6	
13	問題対処	チームの問題に対して，対処する	1	2	3	4	5	6	
14		メンバー各々に適した役割を与える	1	2	3	4	5	6	
15		チームの失敗に対する最良の解決方法を見つける	1	2	3	4	5	6	

「1. 全く実行できない」～「6. 必ず実行できる」からあてはまるものを1つ選択し，回答後に合計点を算出．
項目1～5：「遂行指導」因子（5～30点）→チームメンバーへの指導ができるか
項目6～9：「関係構築」因子（4～24点）→チームメンバーとの良好な関係が構築できるか
項目10～12：「公平対応」（3～18点）→チームメンバーに対して公平に接することができるか
項目13～15：「問題対処」因子（3～18点）→チームに問題が生じた際に適切に対処できるか

（文献8）より作成）

13

コーチング

「コーチ」や「コーチング」という言葉を聞いたことがあるでしょうか．これらの言葉は，もともとスポーツの指導で用いられていましたが，近年ではビジネスや医療など幅広い領域で注目されるものとなりました．コーチングの背景には数々の理論があり，なかには心理学の領域で検討されているものも多いため，コーチングを学ぶ際には心理学を十分に学ぶ必要があります．たとえば，非常に有名な心理学のアプローチのひとつである行動主義心理学では，行動を形成するために必要な条件や行動形成のメカニズムが端的に示されています．したがって，「誰かの行動を良くしたい」といった目標をもってコーチングを行うときには，行動主義心理学を知ることが必要です．

本章では，医療職を目指す人々にとって有益であると考えられるコーチングの考え方やその背景にあるさまざまな心理学の理論について紹介します．

① コーチングとは

コーチングとは，コーチ（コーチングを提供する人）がクライアント（コーチングを受ける人）の内発的で自律的なモティベーションと行動を引き出して成長や発達を支援する働きかけのことです（図1）．

① コーチングと他の技法との違い

コーチングに類似した用語にメンタリングやカウンセリングなどがあります．これらの技法とコーチングでは，コミュニケーションスキルが共通しているため，混同されやすいですが，異なるものです．ウィルソンWilson, C. ＆ マクマホンMcMahon, G.

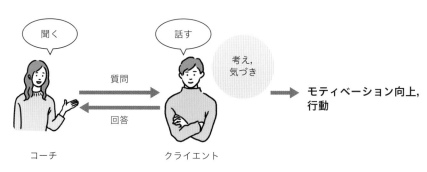

図1　**コーチングとは**

(2006) は，コーチングとカウンセリングやメンタリングなどとの違いとして，以下の4つの点を挙げています[1].

❶課題解決に焦点を当てる

カウンセリングは，クライエントの苦しみや傷つきに対処することに焦点を当てることが多いですが，コーチングはクライエントの欲求を特定し，それを達成することを目的としています.

❷クライエントが主導する

カウンセリングではクライエントに指導をしたり，影響を与えるようなテクニックを用いることがありますが，コーチングでは，コーチは許可を得ている場合を除き，指導や判断・助言をしません．あくまでもクライエントのポテンシャルを解き放つためのサポーターやファシリテーターとして関わります.

❸パフォーマンスの向上を目指す

カウンセリングは結果としてクライエントのパフォーマンスの向上をもたらすかもしれませんが，そのこと自体が目的ではありません．一方，コーチングはパフォーマンスの向上のために，クライエントの心理的な問題を扱うことがあります.

❹自律的な学習の促進を目指す

メンタリングとコーチングは似ていますが，メンターは特定の分野での経験をもち，特定の知識を当人に与え，アドバイザーや先生のような役割を果たします．一方，コーチングにおけるコーチの役割は助言をすることではなく，クライエントが自分自身の知識やスキルを発見し，自分自身がアドバイザーになれるような支援を行うことです.

② コーチング心理学とコーチングを理解するための理論

■1 心理学に基づくコーチング理論

コーチングと心理学の関連は深く，**コーチング心理学**とよばれる分野も存在します．また，心理学の理論や研究法に基づくコーチング理論もさまざまあり，堀（2009）によって，以下の6つにまとめられています[2].

❶行動論的コーチング

行動論的コーチングとは，クライエントが自らを動機づけて自ら報酬を得る行動システムを作り出せるようにするものです．代表的なものとして，アレクサンダーAlexander, G. によって考案されたGROWモデルがあります．GROWは，G（goal：目標），R（reality：現実），O（options：選択），W（will：意思，またはwrap up：まとめ）の頭文字をとっており，GROWモデルに基づいたコーチングは，表1のようなステップで進められます[3].

表1　GROW モデルに基づいたコーチング

ステップ	内　容
①goal：目標	• クライエントに目指す目標を尋ねて明確化する
②reality：現実	• クライエントの現在の状況を質問によって明らかにする
③options：選択	• 目標達成のために障害となっているものを明らかにする • 解決のための選択肢をクライエントとともにブレインストーミングなどを用いながら可能な限り出し，最も現実的でふさわしい選択肢を明らかにする
④will, wrap up： 意思，まとめ	• 選んだ選択肢を具体的な行動に移すための行動計画をクライエントとともに練り上げていく

（文献3）より作成）

❷認知行動論的コーチング

　認知行動論的コーチングとは，認知的，行動的，想像的そして問題解決的な技法や方策を統合的に使い，クライエントが自分の現実の目標を達成することを可能にするものです．よく知られているものとして，エガートン Edgerton, N. とパルマー Palmer, S. による SPACE モデルがあります．SPACE は，S（social context：社会的文脈），P（physiology：生理・身体反応），A（action：行動），C（cognition：認知），E（emotion：感情）の頭文字をとっています．SPACE モデルでは，S・P・A・C・E の5つの領域において，それぞれ青のワーク（取り上げる問題に関する具体例を想起させて発生状況を特定する），赤のワーク（特定された状況での SPACE を明らかにする），緑のワーク（赤のワークと同じ状況をイメージさせ，異なる反応が可能か質問する）を行い，深い気づきを与え，クライエントの見る世界を変えることを目指しています．

❸実存主義的コーチング

　実存主義的コーチングは，クライエントがつくり出す意味とこの世界のなかで受け入れる関係とによってあらわされるクライエントの存在様式を構造的に探究することに焦点を当てています．

❹ゲシュタルトコーチング

　ゲシュタルトコーチングは，コーチとクライエントが対話をして，何が問題であるのかという気づきを得て，行動に移すというプロセスに焦点が当てられます．

❺動機づけ面接

　動機づけ面接はクライエントを中心に置いた非指示的方法で，クライエントが行動変容を遂げるために自らの内発的動機づけを高めるように働きかけるものです．内発的動機づけは，何か活動をする際に外的な報酬ではなく，その活動そのものに興味をもって取り組んでいる状態，つまりその行為自体が報酬となるような動機づけの

ことです（➡第11章，p.103）．クライエントが，目標とする行動に向かって自らを変えるための準備がどの程度できているかについて，コーチは理解していることが大切です．

❻ナラティブコーチング

ナラティブコーチングは，「語り」を通して組織・地域における個人あるいは集団の幸福や能力を高めるために行われるものです．クライエントが語る経験に耳を傾け，そこにある意味や価値に気づかせることで，計画に向かって新たな物語を構築できるように仕向けます．

Topics　コーチングのはじまり

コーチングはエサレン研究所のスポーツセンターで「ヨガ・テニス」を教えていたガルウェイ Gallwey, W. T. が1974年に出版したテニスのコーチングの書籍『インナーゲーム』に始まるといわれています．エサレン研究所では瞑想や芸術，ヨガなどのセミナーが開催されていましたが，セミナーの講師として，人間性心理学のマズロー Maslow, A. H.，ゲシュタルト療法のパールズ Perls, F. S.，来談者中心療法のロジャーズ Rogers, C. R.，家族療法のサティア Satir, V.，行動分析学のスキナー Skinner, B. F. などさまざまな心理学者が参加しており，これがコーチングに大きな影響を与えることになります[3]．

---

2 行動主義およびモデリングによる学習

コーチングは，クライエントの動機づけを高め，行動を引き出すための自律的な学習を促すことを目指しています．そこで，学習に関する心理学の知識も大切です．ここでは，行動主義による学習，モデリングによる学習について紹介します．

❶行動主義による学習

行動主義において，学習は刺激と反応の結びつき（連合）であると考えます．そこで刺激と反応の結びつきが効率よく行われるような働きかけが必要ですが，その際に重要な3つの原理があります（表2）．

表2　効率的な学習のための働きかけ

①**スモールステップの原理**
• 学ぶべき課題を分解し，組み立て，やさしい課題から始めて徐々に難しい課題にしていくことや前後の関連付けを行うことで結びつきが強まる
②**即時フィードバックの原理**
• 進捗状況を頻繁に確認し，随時点検し，フィードバックを行うことが大切である
③**マイペースの原理**
• 学習はクライエントの自律性が大切であり，学習者のペースを邪魔すると効率の低下がみられる

❷モデリングによる学習

　モデリングによる学習とは，意図的にお手本をまねることで学習することです．これはバンデューラ Bandura, A. の社会的学習理論（行動の新しいパターンは，直接経験によるか，他者の行動を観察することによって習得される）に基づいた学習の考え方です．バンデューラはボボ人形の実験（攻撃的な映像を見せると，それを子どもが学習してしまう）で有名ですが，実験で示された攻撃行動のようなネガティブなものでなく，クライエントが目指す行動にもモデリングの考え方を用いることが可能です．

3　コーチングの基本的な態度とスキル

1　コーチングの基本的態度

　現在のコーチングに影響を及ぼしているのはマズローの人間観やロジャーズのセラピスト（カウンセラー）としての基本姿勢です．マズローは，欲求5段階説（➡第11章，p.105）を提唱したことで知られていますが，心の健康や自己実現についても研究をしていました．マズローの人間観は，「人間のポジティブな側面に焦点を当てることを主張し，人間の価値を尊重し，成長して最高の状態に向かおうとする力を信じる」というものであり，これがコーチングの人間観にも受け継がれています．また，コーチングの基本的な態度を表3に示しますが，これはロジャーズのセラピストとしての基本姿勢（➡第10章，p.97）と共通しています．

2　コーチングの基本的スキル

❶聞くスキルと動かすスキル

　コーチングの基本的なスキルとして，西垣（2015）は，「聞くスキル」と「動かすスキル」という2つに分けて整理しています（表4）[3]．「聞くスキル」はカウンセリングのテクニック（➡第10章，p.98）と共通したものが多く，「動かすスキル」は行動志向的なものが多く含まれています．これらのスキルを見てもわかるように，コーチングの主体はあくまでもクライエントであり，その人が気づき，自律的に行動することで，成長していくことを支えることが大切です．

❷オープンクエスチョンとクローズドクエスチョン

　コーチングでは，相手の目標や状況を聞き出して，明確化していくことが大切ですが，そのためにはコーチの質問する力が重要になります．質問には「はい」「いい

表3　**コーチングの基本的な態度**

① 自己のうちにある感情や思考に対して防衛的にならずオープンな態度でいること
② クライエントの人間性に対する根本的な尊重をもつこと
③ 共感的な理解を示すこと

表4　コーチングの基本的なスキル

聞くスキル	動かすスキル
注意して聞く	探検（proving）
言葉の最後まで聞く	情報を与える
言い換え（paraphrase）	適切な自己開示
感情の反映（reflecting feeling）	挑戦と対決
確認（checking）	不整合
要約（summarising）	目標の設定と行動計画
具体例を引き出す（eliciting examples）	励ましと賞賛
沈黙	意思決定
開かれた質問	進捗のモニタリング
	ブレーンストーミング

（西垣悦代：第2章 コーチング心理学のスキルとモデル．西垣悦代，堀正，原口佳典 編，コーチング心理学概論，p.34，ナカニシヤ出版，2015より転載）

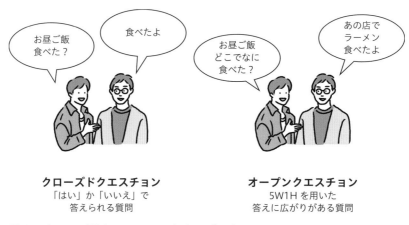

クローズドクエスチョン
「はい」か「いいえ」で
答えられる質問

オープンクエスチョン
5W1Hを用いた
答えに広がりがある質問

図2　クローズドクエスチョンとオープンクエスチョン

え」で答えられる**クローズドクエスチョン**と，答えに広がりのある**オープンクエスチョン**があります（図2）．オープンクエスチョンは，5W1Hを使った質問のことです．つまり，「when（いつ）」「where（どこで）」「who（誰）」「what（何）」「why（なぜ）」「how（どうやって）」を使いながら目標や状況を聞き出し，明確化していきます．

　対話の導入としては，簡単に答えられるクローズドクエスチョンが話しやすい雰囲気づくりとして大切ですが，より深く話を聞くには，オープンクエスチョンを用いることが必要です．

④ 医療におけるコーチング

　医療の領域でもコーチングを活用することができます．場面としては，医療職間のやり取りや患者に対して用いられることが想定されるでしょう．

❶ 医療職間で用いられるコーチング

❶医療職間でコーチングを用いる場面

　医療職は専門職どうしで連携をとりながら職務にあたりますが，円滑な連携をとるためには，チーム・マネジメント（主にリーダーシップによってチームワークを育成するアプローチ）が大切です．チーム・マネジメントを行う際には，チームに所属するメンバーの自律性を尊重しつつ，内発的な動機づけを高めて，力を身に付けてもらい，その力をチームのために使ってもらうことが大切なため，ここでコーチングの考え方が役立ちます．山口（2008）は，チーム・マネジメントを行う際のコーチングにおける3つの基本姿勢をまとめています（表5）[4]．また，これらを基盤として，「関心と観察」「傾聴」「質問」「整理と助言」という4つの働きかけのサイクルをつくることで，メンバーの成長を支援することができます（図3）[4]．

❷医療職間のコーチングの具体例

　医療職間で行われるコーチングの場面の例としては，新人看護師に対する指導な

表5　チーム・マネジメントを行う際のコーチングにおける3つの基本姿勢

①メンバーの成長への強い関心 • メンバーの成長を期待し，育ててあげたいと願う気持ちをもつ **②メンバーの可能性，能力，意欲への信頼** • メンバーにはさまざまな将来の可能性が備わっており，何かしらの優れた能力を秘め，意欲も旺盛であることを信じる気持ちをもつ **③リーダー自身の自己管理** • 誠実に，倫理をわきまえて振る舞い，前向きな姿勢をいつも忘れない

（文献4）より作成）

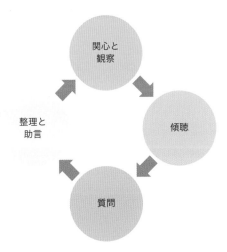

図3　メンバーの成長を支援するための
　　　働きかけのサイクル

（文献4）より作成）

どが挙げられます．たとえば，病棟業務が立て込んでいる日にミスをしてしまった新人看護師に対して先輩看護師が指導する場面を考えてみましょう．このとき，ミスが起きた背景を聞かずに頭ごなしに叱責し，「今後，こういうことが二度とないように気を付けてください！」と注意をしても，新人看護師に対する教育効果は薄いかもしれません．一方，コーチングを用いた指導では，忙しいなかでも新人看護師はがんばっていることを認め，ミスは誰にでも起こりうることだと理解を示します．そのうえで「なぜミスをしてまったのか」「今後ミスをしないようにするためには具体的にどうすればよいと思うか」などといった質問と傾聴をくり返し，本人が整理できるようにしてくことで，成長を促します．

❷ 患者に対するコーチング

❶患者に対してコーチングを用いる場面

　患者に対してコーチングを用いる場面としては，保健指導やリハビリテーション，栄養指導などが考えられます．これらは，医療職が一方的に伝えても患者に意思がなければ，長続きすることはありません．そこで，コーチングの基本的な態度やスキルを使いながら，働きかけることが大切です．

❷患者に対するコーチングの具体例

　患者に対するコーチングの場面の例としては，生活習慣病の患者指導などが挙げられます．たとえば，減量が必要な糖尿病患者に対して看護師が患者指導を行うとき，一方的に「食事の内容を見直しましょう」「運動しましょう」と伝えても，指導効果が思うように現れないこともあります．コーチングを用いた指導では，まず患者本人が現状についてどう思っているのか，減量することでどんな良いことがあると思うかについて尋ねます．そのうえで，患者を励ましつつ，具体的な目標を設定し，その目標を達成するための方法について整理・助言することで患者のやる気を引き出します．

⑤ ピア・コーチング

　最後に，**ピア・コーチング**について紹介します．ピア（peer）とは同僚や仲間を意味し，ピア・コーチングとは，知識・技術の洗練や問題解決のために，上司や部下でなく同僚や仲間との間で非評価的・支持的な関係を築きながらなされる，実践の振り返りや教えあいなどの協働を通じた行動のことです．ピア・コーチングは，医療の場，特に看護学生や看護職などを対象に実践されてきています．

　たとえば，卒後3年目の看護師が同期と行ったピア・コーチングの様相とその効果を検討した研究では，ピア・コーチングによって，モティベーションの高まりや同期という心の支えの獲得，互いに高めあう存在への変化，自発的行動への変容，

ケアの幅の広がり，同期と協力することによる成功体験の6つの効果が得られること
が報告されており[5]，初期キャリア形成期（卒後2〜3年目）の看護師を成長させる教
育的支援としてピア・コーチングが有効であることがわかりました．なお，どの程
度ピア・コーチングが行われているのかについて現状を把握するためのピア・コーチ
ング測定尺度も開発されています．

📖 引用・参考文献
- -

1) Wilson, C, McMahon, G.: The differences between coaching and its related fields. Training Journal Article：Differences, 2006.
http://www.vivgrant.co.uk/pages/wp-content/uploads/2016/05/The-Differences-between-coaching-and-its-related-fields-Training-Journal.pdf

2) 堀正：コーチング心理学の展望．群馬大学社会情報学部研究論集，16：1-12，2009．

3) 西垣悦代：第2章 コーチング心理学のスキルとモデル．西垣悦代，堀正，原口佳典 編，コーチング心理学概論，p.31-47，ナカニシヤ出版，2015．

4) 山口裕幸：チームワークの心理学—よりよい集団づくりをめざして．サイエンス社，2008．

5) 冨田亮三，細田泰子：初期キャリア形成期看護師のピア・コーチングの様相とその効果—フォーカスグループインタビューによる分析．日本看護研究学会雑誌，42(1)：99-109，2019．

オープンクエスチョンを練習しよう

1 以下のような状況において，どんなオープンクエスチョンができるでしょうか？　質問をつくってみましょう．

【状況】
友人が「授業でプレゼンテーションすることが苦手で，次の発表に向けて何をしたらよいかわからない」と悩んでいます．
発表に対するモティベーション自体が下がっているので，友人のモティベーションを高めながら，問題点を見つけ出して，プレゼンテーションを成功させるにはどうしたらよいでしょうか．

【質問】

---

2 質問が完成したら，周りの人とどんな質問をつくったか紹介しあいましょう．ペアになってロールプレイングをしてもよいです．答えやすい質問になっているか，相手を責めるような質問になっていないか，実際に経験をして，感想を共有することで，オープンクエスチョンのよりよいやり方を身につけることができるでしょう．

14

集　団

　医療職として，医療事故を防止することの重要性は誰もが理解していることでしょう．医療事故防止にはシステムアプローチ（組織的な環境整備など）とパーソンアプローチ（スタッフ個々の性格など心理面を考慮したエラー防止策の検討など）への取り組みが不可欠であるといわれています．そして，スタッフ個々の心理面に影響を与える要因のひとつに「集団」があります．

　集団が形成されるとき，その集団のもつ特徴（たとえば，規範）が生まれ，その特徴に同調するなど，そこに属するメンバーにとって多様な影響が与えられます．また，こうした集団のもつ特徴や影響は，ヒューマンエラーの原因ともいえ，集団について学ぶことは，ヒューマンエラーに基づくインシデントやアクシデントを防ぐことにもつながります．

　本章では，集団の特性や集団から受ける影響について紹介します．

1 集団とは

　集団とは，外部との境界があり，その成員間に積極的な心理的あるいは機能的な相互関係や相互行為のある集まりのことを指します[1]．「横断歩道で信号が青になるのを待っている人々」のように，単に空間的に接近し同時的に存在するだけの群衆や聴衆とは区別されて用いられる用語です．私たちは意識する・しないにかかわらず周りの環境からさまざまな影響を受け，そして与えながら日々の生活を過ごしています．

2 集団規範

1 集団規範とは

　ある病院では，A病棟は休憩時間に他のスタッフと話をしながら一緒に過ごすことが「あたり前」ですが，B病棟は休憩時間の過ごし方は自由で，それぞれ好きなように過ごすことが「あたり前」だとされています．A病棟で勤務しているOさんは，1人で過ごすことが好きなのですが，勤務中はA病棟の「あたり前」に従って他のスタッフと一緒に過ごしています．このように集団に属している成員が従うことを要請される判断，態度，行動などの基準のことを**集団規範**とよびます．集団規範は目には見えませんが，成員の行動の枠組みとして強い強制力を発揮するものです．

　集団規範はどのようにつくられていくのでしょうか．シェリフSherif, M.(1935)は，集団規範がつくられていく過程について，暗闇のなかでの光の実験によって検証しました[2]．この実験は，実験参加者に対して暗闇の部屋のなかで針の穴から漏れてくる光の点を2秒間見せて，それが何インチ動いたのかについて尋ねるものです．実際には光の点は静止しているので動いて見えるのは錯覚であり，それぞれ回答が異なるはずです．個別で実験に参加させた場合には，実験参加者の答えはバラバラでしたが，2〜3人で一緒に実験に参加させた場合には，だんだんと答えが一致していきました．そして，その答えに対する自信も強まり，再び個別で回答を求めた場合にも，変わることはありませんでした．当初異なっていた判断がまとまったことで，その判断が集団規範となり，それが全員に根付いたのです．

　このような集団規範はひとたび確立されると，成員たちに一定の共通した認知や行動パターンを植え付けていくようになります．そのため，規範を逸脱する成員に対しては，規範に従うように周りの多数の成員から働きかけが行われることになります．この働きかけのことを集団の**斉一性の圧力**とよびます．

③ 同　調

１ 同調が起こるしくみ

　友人たちとファミリーレストランに来た場面を想像してください．あなたはオムライスを食べたいと考えていましたが，友人全員がパスタを頼むのを見て，つい自分もパスタを頼んでしまったというような経験はないでしょうか．私たちは自分で何かしら判断をする際に，周り（集団）の影響を受けることがあります．これが**同調**です．ファミリーレストランの例のように，集団メンバーから受容されたいと考えて，周りと同じ態度や行動に変えることを**規範的影響**とよびます．一方，客観的に正しい判断をしたいと考えて，周りと同じ態度や行動に変えることを**情報的影響**とよびます．同調には本心から同意する内面的同調とうわべだけで同意する外面的同調がありますが，規範的影響は内面的同調に，情報的影響は外面的同調になりやすいといわれています．

２ 同調に関する実験

　ここで，同調に関する2つの実験について紹介します．

❶アッシュの同調実験

　1つ目は，アッシュAsch, S. E.の同調実験です．図1で直線Aと同じ長さの線は1〜3のうちどれでしょうか．答えはもちろん2です．1人で回答する際に回答を間違えることはありません．しかし，これを集団で行うと結果が変わります．アッシュ

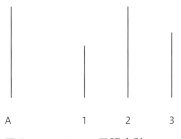

A　　　　1　　　2　　　3

図1　アッシュの同調実験

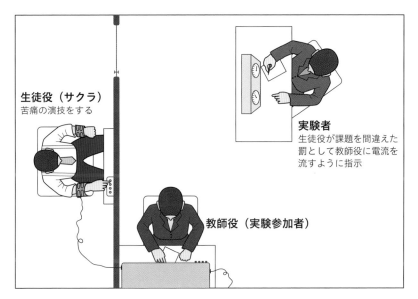

生徒役（サクラ）
苦痛の演技をする

実験者
生徒役が課題を間違えた
罰として教師役に電流を
流すように指示

教師役（実験参加者）

図2　ミルグラムのアイヒマン実験

は7人の学生にこの質問をしましたが，実は7人のうち6人がサクラでわざと違う回答をするようにしたのです．その結果，実験参加者の3/4が6人に同調して間違えた回答をしました．このように明らかに間違っている場合にも，私たちは多数派に従ってしまう傾向があります．

❷ミルグラムのアイヒマン実験

　次にミルグラム Milgram, S. のアイヒマン実験を紹介します（図2）．この実験では，「学習における罰の効果」という名目で2人1組による実験が行われました．実験参加者は，教師役と生徒役に分かれ，別々の部屋に案内されます．ここで生徒役が課題を間違えると，教師役は罰として電流を流すように，また，課題を間違えるたびに電流のレベルを1段階上げるように実験者から指示されます．実は，生徒役の参加者はサクラであり，実際には電流も流れないように設定されています．実験が始まると，サクラである生徒役の参加者は，実際には電流は流れていませんが，うめき声ややめてほしいと参加者に懇願する演技をします．教師役である実験参加者は，生

徒役の声を聞いて，電流を流すことをためらうようになりますが，その際には，実験者から「続けてください」と命令されます．ただし，実験者の要請に従わなくてもなんら罰があるわけではありません．そのような状況で実験参加者はどのくらい権威者（今回であれば，実験者）の指示に従うのでしょうか．この実験では，教師役の約6割が電流を最大限まで上げるという結果になりました．

　教師役になった実験参加者は決して冷酷な人物だったわけではありません．実験の間，極度の緊張状態に陥る参加者もいました．しかしながら，実験参加者は実験者の命令に従い，電流を流し続けたのです．この命令に従う傾向は，複数の実験参加者が一緒に同様の実験に参加し，他の参加者が従順に命令に従う場合に，さらに強くなりました．

　この実験で，私たちは権威のある人から命じられると，そしてその命令を多くの人が従っているという状況に置かれると，それがたとえ自分の意思に反することであっても従う（服従する）ことが明らかになりました．私たちはいとも簡単に権威や多数派に同調してしまうのです．

④ 集団がもたらす影響

1 集団思考

　集団による影響は，意思決定の場面でもみられます．ある課題を解決するために集団で話し合いを行う際に，一般的にはさまざまな考え方をもった個人が意見を出し合うので，よりよい意思決定ができるように思えるかもしれません．しかしながら，実際には集団で話し合いをした結果，1人で考えた場合よりも愚かで，浅慮ともいうべき決定がなされる場合もあることが明らかとなっています（**集団的浅慮**）．たとえば，集団による話し合いによって結論がより高リスクな方向に向かう**リスキー・シフト**や結論がより無難な方向に向かう**コーシャス・シフト**といった極端に偏った意見に集約されてしまう**集団極性化**が生じるとされています．集団的浅慮は，意思決定する集団のなかでメンバーのつながりが強いため，自分の意見を主張することをためらったり，外部からの情報を軽視したりすることによって生じやすいです．

2 社会的手抜きと社会的補償

　また，他者がいることで，「自分がやらなくても他の誰かがしっかりやってくれるだろう」と考えて適当に行動してしまう**社会的手抜き**とよばれる心の働きも私たちにはあることが明らかとなっています（図3）．一方で，集団で課題を行う際に，他のメンバーの努力が期待できない場合にはその不足分を補うように遂行努力を増大させることもあり，これは**社会的補償**とよばれます．

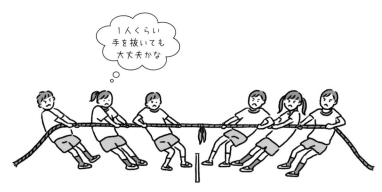

図3 社会的手抜き

> **Topics** 社会的促進，社会的抑制
>
> 　個人がある課題を行う際に，他者の存在によって課題遂行が促進される現象を社会的促進，逆に課題遂行が抑制される現象を社会的抑制とよびます．これは，ザイアンス Zajonc, R. B. の動因説によって説明されており，他者の存在があるだけで，動因（行動に駆り立てる力）の水準が高まることで生じると考えられています．社会的促進と社会的抑制のどちらになるのかは，課題の困難さが影響しており，慣れた単純な作業の場合は社会的促進が，慣れていない困難な課題の場合には社会的抑制が生じます．

⑤ 社会的アイデンティティ

1 内集団，外集団

　これまでみてきたように，集団は私たちの認知や行動に大きな影響を与えます．そして，ときに間違った方向に導くこともあります．しかしながら，私たちは自分の所属する集団に対して特別な想いを抱きやすいようです．オリンピックなどで自国の選手を応援し，自国の選手が勝つと高揚感に満たされるという経験はないでしょうか．また，自分の母校が良いニュースで取り上げられて誇らしい気持ちになったことはありませんか．ふだんはあまり意識していなくとも，私たちは国や地域，学校，部活などさまざまな集団に所属しており，自分たちの集団と他の集団を区別します．そして，自分が所属している集団を考慮に入れて（例：○○県出身の自分，△△人である自分，□□大学の自分など），自分自身をとらえています．医療職であれば，「☆☆病院に勤めている自分」というのもそのひとつです．

　このような自分が所属している集団のことを**内集団**，それ以外の集団のことを**外集団**とよびます．そして，タジフェル Tajfel, H. とターナー Turner, J. C. は，私たち

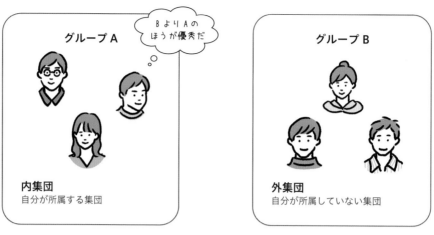

図4 社会的アイデンティティ理論

は自分が所属する内集団とその他の外集団とを比べて，内集団の方が優れていると考えること（内集団びいき）により，自分の自尊心を高めようとする傾向があるという**社会的アイデンティティ理論**を提唱しました（図4）.

2 集団間葛藤

❶シェリフらによる実験

　私たちは内集団では助け合い，外集団には敵意をもちやすい傾向があることも明らかにされています．ここで，シェリフSherif, M.らのサマーキャンプ実験を紹介します．これは，キャンプ場を用いた2つの少年グループによる集団間葛藤の実験です（図5）．実験に参加した少年たちは，もともと面識がなく初対面でした．実験の第1段階で，少年たちは2つのグループに分けられて，互いの存在を知らないままグループごとに親睦を深め，仲間意識が醸成されます．第2段階では，互いの存在が明らかにされて，実際に対面し，野球の試合など競争場面に置かれます．ここでは，外集団への対抗意識が高まり，内集団への仲間意識はさらに高まりました．そして，相手のグループメンバーを罵倒するような集団間葛藤が生じるようになりました．第3段階は，集団間葛藤を解消する段階です．まずは，2つのグループが交流できる機会をつくりましたが，これは逆効果でより険悪な状況になってしまいました．そこで，次に，2つのグループが協力しなければ解決できない課題（上位目標）を提示して，その課題に取り組ませました．その結果，2つのグループは徐々に良好な関係へと変わっていきました．

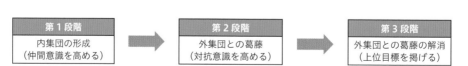

図5 シェリフらの実験における集団間葛藤の形成から解消のプロセス

この実験により，私たちは簡単に内集団を形成し，外集団との対立関係をつくり出してしまうこと，現実的な利害の対立がなかったとしても，内集団／外集団というように人を集団としてカテゴリー化するだけで集団間の対立が生じること，そして，集団間葛藤を解消するには，異なる集団の成員どうしが単純に接触し合うだけでなく，2つの集団が協力しなければ解決できない上位目標を提示することが必要であることが明らかとなりました．

⑥ 医療における集団

最後に，集団に関する知見は医療現場にどのように活用できるか，その特徴から考えてみたいと思います．

まず，医療事故をできるかぎり防がなければならない医療現場において，集団思考に陥ることで物事のリスクを過少に見積もり，リスクの高い方向に結論を導き出したり，人に任せて手を抜いてしまうことが，どれほど危険であるのかについて自覚する必要があります．

また，早瀬・坂田・高口（2011）は，医療現場の組織の構造的特徴として，「病院」という医療現場全体を包括するカテゴリーがあり，この「病院」カテゴリーは，診療部および看護部などといった専門性に基づく「職種」カテゴリーによって構成されているとしました[3]．つまり，病院組織は専門性に基づく「職種」カテゴリーを「病院」カテゴリーが包括する入れ子構造になっているということです．そして，組織よりも自らの職種に愛着をもつことが多いとされています[4]．これは，病院内で職種による内集団と外集団の区別が行われやすいことを示唆しています．

このように，本来であれば，よりよい医療のために協力し合わなければならない医療職が，構造上，またその専門性ゆえに，協力することが難しくなる可能性があることを意識しなければなりません．そして，医療職にとって大切な上位目標にはどんなものがあるのか，それを共有するにはどのようにすればよいのか考えていくことが大切です．

📖 引用・参考文献

1）小川一夫 監：改訂新版 社会心理学用語辞典．p.146, 北大路書房，1995．

2）Sherif, M.：A study of some social factors in perception. Archives of psychology, 187, 1-60, 1935.

3）早瀬良，坂田桐子，高口央：誇りと尊重が集団アイデンティティおよび協力行動に及ぼす影響—医療現場における検討．実験社会心理学研究，50（2）：135-147, 2011．

4）高木浩人：多次元概念としての組織コミットメント—先行要因，結果の検討．社会心理学研究，18（3）：156-171, 2003．

内集団と外集団について考える

1 あなたにとっての内集団と外集団にはどのようなものがあるでしょうか？　思いつくかぎり書き出してみてください（例：性別，出身地など）．

2 書き終わったら，どのような内集団と外集団が出てきたのか，周りの人と比べてみましょう．

内集団	外集団

解説

　他の人と比べてみると，ある人にとっては内集団，そして別の人にとっては外集団というものもあるでしょう．自分がどのような集団に所属し，その集団に対して思い入れをもっているかについて，ふだんはあまり意識していないかもしれませんが，本章で学んだように集団の影響はとても大きいものです．そして，内集団びいきが生じることで，外集団との対立も簡単に起きてしまいます．

　内集団，外集団の区別は，第2章で学んだステレオタイプなどにも関連しています．まずは，自分の内集団と外集団にはどのようなものがあるのかを認識することが大切です．

15

人間関係を難しくする障害

　さまざまな精神障害のなかには，特に人間関係を結ぶことが困難になるような障害が存在します．こうした障害をもつ人々と接するとき，私たちはどのように対応する必要があるのでしょうか？　障害を改善させることや，人間関係をものすごく円滑にすることは難しいかもしれません．しかし，こうした障害の特徴を十分理解し，その支援法について知ることで，これまで難しかった関係が，少しだけ支援できそうなものに変わったり，支援法の理解に伴い，できることの幅が増えることも期待できます．医療機関という特徴のある職場では，同僚や患者・患者家族をはじめとした多様な人間関係が存在しています．そこで生じる難しさは，障害の特徴という観点から見直してみると，十分に理解できる難しさかもしれません．

　本章では，人間関係を結ぶことが困難になる障害として，自閉スペクトラム症と境界性パーソナリティ障害および自己愛性パーソナリティ障害を紹介します．

1 自閉スペクトラム症

1 特徴

　自閉スペクトラム症（autism spectrum disorder）は，精神障害の診断基準であるDSM-5（Diagnostic and Statistical Manual of Mental Disorders，『精神疾患の診断・統計マニュアル 第5版』，2014）[1]に掲載されている診断名です．かつては，自閉性障害として広汎性発達障害というカテゴリーに入っていましたが，DSM-5が作成されたときに，「自閉スペクトラム症/自閉症スペクトラム障害」というカテゴリーが新設されました（以下では，自閉スペクトラム症とのみ記載）．スペクトラムとは「連続性」を表す用語で，軽度のものから重度のものまでが連続したものであるという意味です．

　自閉スペクトラム症は発達障害のひとつで，頻度としては100人に1人程度とされています．発達障害には，自閉症，アスペルガー症候群，注意欠如・多動症，学習障害，チック症などが含まれますが，このうち，自閉症とアスペルガー症候群は，自閉スペクトラム症に含まれるものと考えてください．

　表1は，自閉スペクトラム症の特徴です．これをみると，他者とのコミュニケーションに難しさをもつことがわかります．特に，他者の立場に立つことが難しい（他者の気持ちを理解することが難しい）ことが自閉スペクトラム症の大きな特徴です．

表1　自閉スペクトラム症の特徴

コミュニケーションの問題	• 通常の会話（やりとり）が難しい • 興味や感情を他者と共有することが難しい • 視線を合わせることや身振り手振りの異常 • 仲間や友人など，人間関係への関心の欠如　など
行動的側面の特徴	• 常同的・反復的な身体運動，道具の使用，会話（反響言語） • 同一性へのこだわり，習慣・儀礼的行動へのこだわり • きわめて限定された興味・関心 • 変化に対する苦痛　など
知覚・感覚的な特徴	• 特定の感覚刺激（音や温度）に対して過敏あるいは鈍感である • 痛みに対する異常（痛みを感じない，過度に感じる）　など
その他	• この特徴により社会的・職業的な機能が障害されている • 知的能力障害と併存することもある

　しかし，全くコミュニケーションがとれないということではなく，通常の学校生活を送り，社会へ出て活躍している人も少なくありません．たとえばアスペルガー症候群の場合，知的・言語的発達の遅れはみられません．そのため，通常学級で進級・進学し，社会生活を送ることも可能で，こだわりの強さや特定の能力（記憶力など）の高さから，学業成績がとても良い人や難しい試験に合格できる人もいます．

Topics　こころの理論

　こころの理論とは，他者の立場に立ち，その立場から他者のことを理解できる能力を指します．こころの理論の発達度合いを確かめるための方法には課題（誤信念課題）とよばれるものがあり，なかでも「サリーとアンの課題」は非常に有名です．サリーとアンが同じ部屋におり，サリーは人形をかごに入れて部屋を出ます．そして，アンはかごの中の人形を自分の箱の中に隠します．サリーが戻ってきて人形で遊ぶとき，どこを探すでしょうか？　他者の立場に立つことができる場合にはこの課題に正答でき，就学児のほとんどは正答可能です．

2 原因と併存症（comorbidity）

❶原因

　原因は特定されていません．しかし，遺伝的な要因をはじめ，多くの要因が複雑に絡み合い生じていると考えられており，脳の機能障害であるという見方が有力です．なお，養育者の育て方でこうした問題が生じることはありません．

❷併存症

　知的能力障害や，注意欠如・多動症，学習障害，発達性協調運動症，不安症，抑うつ障害など他の精神障害との併存がみられます．

発達性協調運動症

　発達性協調運動症は，協調運動を行うことが困難な障害です．協調運動（協応運動）とは，目で見て手を動かすことなどを指します．たとえば，何かを模写するとき，目では模写する対象を観察し，手を動かしながらその結果を再現するという作業が求められます．サッカーをするときも，目でボールやチームの動きを追いながら，必要に応じて身体を動かすことが求められます．こうした運動が協調運動です．発達性協調運動症は単に不器用な訳ではなく，こうした協調運動の困難さが影響しているもので，空間把握能力を含む視覚能力の低さが要因のひとつと考えられます．

❸ 支援法

　これまでに解説した自閉スペクトラム症の特徴から，その支援法を考えてみましょう[2]．

❶他者の立場に立つことの難しさを理解する

　自閉スペクトラム症では他者の立場に立つことが難しいため，友人との関係がうまくいかないなどの問題を抱えることがあります．他者の立場に立つことの難しさは，障害特性であり，「他人の身にもなってみろ！」と言ったところで改善は見込めません．知的能力に障害がなく，こちらからのメッセージが理解できる場合には，「○○さんは，あなたの言葉に対して，今こう思っているんだよ」ということを伝えることは，支援のひとつのあり方なのではないでしょうか．

❷具体的な情報を伝える

　自閉スペクトラム症では，「ほどほど」や「あいまい」なことの理解が難しい場合もあります．そのため，意図せずやりすぎてしまうことや，他者からの"適当"な指示にパニックになってしまったり，真っ白になり固まってしまうこともあるかもしれません．また，急な予定変更や，この先のスケジュールがわからない場合にもパニックになってしまう可能性もあります．そこで，たとえば一日のスケジュールや終わりのタイミングを前もって伝えることなども大切です．いずれの場合でも，具体的な情報を十分に伝えることが私たちには求められます．

❸適切な環境調整を行う

　視覚や聴覚が過敏であることから，外界からの刺激に強く反応することもあります．このとき，他者が「大丈夫だよ」と声掛けをしても効果がないことも多いため，刺激を受けることがない環境へ回避することが求められます．また，嫌な体験をすると，その体験が頭の中を巡り，抜け出せないなどといった特徴もあり，こうした場合も，環境を変化させたりして生じている悪循環に対処することが求められるでしょう．

② 境界性パーソナリティ障害と自己愛性パーソナリティ障害

1 特徴

　厚生労働省によると，パーソナリティ障害とは，認知（もののとらえ方や考え方）や感情，衝動コントロール，対人関係といった広い範囲のパーソナリティ機能の偏りから障害（問題）が生じるものであり，こうした特徴から，その本人のみならず，周囲が困っている場合に診断される精神疾患だと説明されています[3]．他の精神疾患の背景に潜在していることが多いのも特徴です．治療にはさまざまな心理療法を適用する必要がありますが，そのプロセスでは，患者と治療者が信頼関係（ラポール）を結び，協働することが必要不可欠です．なお，年齢を経ることで症状が治まる（晩熟化）こともあります．

2 パーソナリティ障害の種類

　パーソナリティ障害には種類があり，DSM-5では，10種類のパーソナリティ障害をA群・B群・C群に分類しています（表2）．これらの多くで，人間関係の難しさが生じることがありますが，本章ではそのなかから境界性パーソナリティ障害と自己愛性パーソナリティ障害について解説します．

❶境界性パーソナリティ障害と人間関係

　境界性パーソナリティ障害（borderline personality disorder）の特徴は，表3のとおりです．このなかでも，対人操作や理想化，こき下ろしといったものは，人間関係を複雑にする要因といえます．

　たとえば，友人Aに近づき，依存し，自分を認めてもらう（評価してもらったり，

表2　パーソナリティ障害の種類

A群	妄想性（猜疑性）パーソナリティ障害	他者に対して強い疑いをもつ，自分に対して悪意を向けられていると信じやすい
	スキゾイド（シゾイド）パーソナリティ障害	集団から孤立，感情表現が限定される
	統合失調型パーソナリティ障害	他者と親密な関係を築くことが困難，感情表現が限定される
B群	反社会性パーソナリティ障害	15歳以前に素行障害を発症，衝動性や乱暴さ，ルール無視がみられる
	境界性パーソナリティ障害	対人操作，理想化とこき下ろし，見捨てられ不安，自傷行為がみられる
	演技性パーソナリティ障害	派手な演技で他者を取り込む
	自己愛性パーソナリティ障害	誇大的な自己像をもち，過度の他者評価を求める，自己愛的憤怒がみられる
C群	回避性パーソナリティ障害	対人関係や他者からの評価を極端に回避する
	依存性パーソナリティ障害	他者へ極端な依存，判断を他者へ委ねる
	強迫性パーソナリティ障害	自身のルールに支配される，完璧主義

表3　境界性パーソナリティ障害の特徴

対人関係の問題	・理想化とこき下ろし，対人操作 ・衝動的で不安定な対人関係 ・見捨てられ不安に基づくいびつな対人関係　など
行動的特徴	・衝動的な行動（浪費，性行為，物質乱用，無謀な運転，過食など） ・自殺行動（そぶりや脅し） ・自傷行為　など
認知・感情的側面などの特徴	・感情の不安定さ ・空虚感 ・不適切で激しい怒り，怒りのコントロール不能 ・一過性のストレスに起因する妄想様観念，解離症状　など

自身の存在価値を確かめることができるようなフィードバックを求める）ために理想化（友人Aのことを過度にもち上げるなど）します．はじめの段階では，友人Aもこうした依存に耐え得るエネルギーをもっているかもしれませんが，過度の依存はそのエネルギーを枯渇させ，友人Aは依存されることから距離を置くようになります．そうすると，友人Aに見捨てられてしまう不安（見捨てられ不安）が生じ，その不安を払拭するために，友人Bに依存します．友人Bへの依存は友人Aへの依存と同様なのですが，ここでは友人Aのことをこき下ろし（あることないこと，悪意のあるようなメッセージを友人Bに送る），最終的には友人Aと友人Bをはじめとした，その集団の人間関係が複雑化するといった状況に陥ります．これが対人操作です．

　極端な例かもしれませんが，境界性パーソナリティ障害をもつ人々のこうした行為は，自分自身の寂しさ（自己像の脆弱性）が根底にあるといえ，十分な支援が必要なものです．

❷ 自己愛性パーソナリティ障害と人間関係

　自己愛性パーソナリティ障害（narcissistic personality disorder）の特徴は，表4のとおりです．誇大的で尊大であることが特徴で，目上の他者には従順で，目下の他者にはひどく横暴な態度をとることもあり，人間関係を難しくすることも多々あります．「自分は重要人物であり，とても優れていて，周囲からは常に賞賛を得るべきだ」といった信念をもち，それとは逆に周囲からの評価を得ることができない（評価だけではなく，自分の思ったようにものごとが進まないなど）と，自己愛的憤怒が生じます．自己愛的憤怒は，まさに"怒り"なのですが，他者へ攻撃的に向かうことが多く，周囲が疲弊してしまうことも多々あります．誰かに健全に共感することが難しく，他者を道具のように扱うなどといった特徴もあります．

　こうした誇大性や尊大さ，攻撃性の背景には，弱い自分（自信のない，他者には敵わない自分）が存在しており，こうした弱い自分を覆い隠すために，誇大的で尊大な自分を誇示し，うまくいかないと他者へと攻撃を向け，自分を守っている状態と理

表4　自己愛性パーソナリティ障害の特徴

対人関係の問題	・他者からの過剰な賞賛を要求する ・対人関係で他者を不当に利用する ・共感性の欠如，他者への嫉妬　など
行動的特徴	・尊大で傲慢な行動，態度 ・自身が認められない場合の自己愛的憤怒と攻撃行動　など
認知・感情的側面などの特徴	・自分が重要であるという誇大な自己認識 ・成功や権力などにとらわれている ・特別意識

解することができます.

3 原因と併存症（comorbidity）

❶原因

　原因はまだ判明していませんが，遺伝的な要因や社会文化的な影響などさまざまなものが複雑に絡み合って成立している精神障害といえます.

　なお，境界性パーソナリティ障害も自己愛性パーソナリティ障害も，自己像の問題が背景に存在していると想定されています. **自己像**とは「こうであってよい自分」や「こうでなくてはいけない自分」など，自己イメージ（➡第3章, p.22）に近い概念です. 発達の過程で，健全な自己像が獲得される場合，「自分はこれでよい」という安定した自己像のもと，より安定的な対人関係を築くことができます. たとえば，養育者から子どもとしての自分を認められる一方，適度に制限される（適切なしつけや教育）などというプロセスで，満たされた自分が獲得され，健全かつ安定した自己像が獲得されます. しかし，こうした"認められる経験"が希薄である場合，自己像は不安定なものとなり，他者へ依存して自己の価値を確認することや，過度の評価を求めることで自己の価値を確認することがあり，これが，境界性パーソナリティ障害や自己愛性パーソナリティ障害に特有の他者との関係性を生じさせる要因と考えることができます. すなわち，こうした障害における人間関係の難しさは，「他者に自分のことを認めてもらいたい」といった心性のもとに生じるものと考えることもできるのです.

❷併存症

　境界性パーソナリティ障害，自己愛性パーソナリティ障害とも，うつ病との併存が認められます. 境界性パーソナリティ障害では，物質乱用や物質への依存，自傷行為，摂食障害との併存も認められます.

　自閉スペクトラム症を抱えている場合，発達の過程で養育者との関係や友人との関係がうまくいかず，傷つきの体験を多くすることで，自己像の不全感が生じ，境界性パーソナリティ障害や自己愛性パーソナリティ障害を呈する可能性も指摘されています.

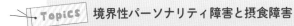

Topics 境界性パーソナリティ障害と摂食障害

　境界性パーソナリティ障害では，摂食障害（特に神経性過食症）との併存が指摘されています．神経性過食症の特徴には，過食と排出が挙げられており，排出の際，自己誘発性嘔吐や下剤の乱用など，身体的に過度の負荷がかかる危険な行動を伴うことがあります．境界性パーソナリティ障害の診断基準の1つに自傷行為が挙げられていますが，指を喉へ突っ込み，無理やり排出することや，薬物を乱用して身体的負荷をかけて排出することは，自傷行為の一種ととらえることができ，こうしたことからも境界性パーソナリティ障害との併存を考えることができます．

4 支援法

❶1人の人間として肯定する

　パーソナリティ障害に対しては，さまざまな支援法がありますが，<u>基本的な姿勢として"1人の人間として認める"</u>ということが挙げられます．特徴的な人間関係を築くことから，その特異性を認めることは難しいかもしれません．しかし，否定や批判，非難はその人の傷を大きくしてしまうことがあります．まずは，1人の人間として肯定する姿勢をもつことが肝要です．また，アドバイスではなく傾聴（➡第10章，p.97）することも心がけます．ときにドラスティックな人間関係が形成されるため，周囲は翻弄されることもありますが，客観的に判断し，冷静に対応する，十分に説明することも必要です．

❷制限やルールを決めて支援する

　支援者が客観的に判断し，冷静に対応するためには，<u>制限や枠づけを行います</u>．言い換えると，すべてを際限なく受け入れるのではなく，限界（対応できる時間・環境の制限）を伝えること，ルールを決めてそのルールに従った支援を行うことが求められます．たとえば，「ここまでは支援ができるがここからはできない」「10分間は話が聴けるがそれ以上は難しい」などの具体的な制限を提示する場合もあります．

　特に自己愛性パーソナリティ障害の場合，自己像が傷つく体験（自分が認められないなど）が生じると，自己愛的憤怒が生じ，周囲に攻撃が向けられることがあります．しかし，そのようなときにも安易に謝らず，冷静に適切に対応することが必要です．客観的に見て，謝罪する必要があるものに対しては，もちろん謝罪が必要ですが，いわれのない攻撃への謝罪は必要ありません．必要なことは，傷ついた自己像をもつ人をそれ以上傷つけることなく，できればその傷を埋めるというプロセスです．対面する（あるいは支援する）私たちが冷静さを保ち，十分に傾聴し，説明することで，一部を補うことができる可能性があります．また，1人で抱え込まずに，そのコミュニティのなかの複数の人々と情報を共有し，支援することも大切です．

❸専門的な治療・支援を行う場合

　パーソナリティ障害に対して，専門的な治療や支援を行うこともあります．来談者中心療法などの支持的な心理療法をはじめ，精神分析的なアプローチ，認知行動療法などを適用します．このとき，具体的な治療目標をクライエントとともに立てることがあり，そこでは治療者・支援者とクライエントとの信頼関係（ラポール）と治療・支援へのモティベーションが必要です．なお，治療・支援を行う際には，パーソナリティを変えようとするのではなく，未熟な部分や傷ついている部分を成長させ，補うことが求められます．

📖 引用・参考文献
----

1) 日本精神神経学会（日本語版用語監修），髙橋三郎・大野裕（監訳）：DSM-5 精神疾患の診断・統計マニュアル．医学書院，2014.
2) 内山登紀夫 監：なにがちがうの？―アスペルガー症候群の子の見え方・感じ方．ミネルヴァ書房，2014.
3) 厚生労働省：知ることからはじめようみんなのメンタルヘルス パーソナリティー障害．
   https://www.mhlw.go.jp/kokoro/know/disease_personality.html
4) 松本俊彦：自傷行為の理解と援助―「故意に自分の健康を害する」若者たち．日本評論社，2009.
5) 牛島定信：図解 やさしくわかるパーソナリティ障害―正しい理解と付き合い方．ナツメ社，2011.
6) 市橋秀夫 監：パーソナリティ障害―正しい知識と治し方．講談社，2017.
7) Paris, J. 著，黒田章史 訳：境界性パーソナリティ障害の治療―エビデンスに基づく治療指針．金剛出版，2014.

支援案を考える

1 以下に架空の3つのケースを紹介します．これらのケースをよく読み，これらのクライエントがどのような人々であり，どのような支援や対応が必要か考えましょう．

ケース1 　自傷行為と大量服薬で休職中（20歳代女性，医療職）

相談機関を探し求め，カウンセラーのもとへ．アルコール・服薬のためか呂律が回らず，朦朧としている様子．過去の母子関係に否定的感情をもち，それを話題にすると涙を流す．母親も医療職であり，本人は学校卒業後，一般企業に就職するも，「大嫌いな母親と結局は同じ職種を選び」専門学校へ進学し，医療職として勤めることとなる．最近は，「私のことを認めてくれる大切な人」ができ，イライラやもやもやはある程度すっきりしているとのこと．

- -

想定される障害と考えられる支援や対応

ケース2 　役所窓口へ必要書類を取得するために来訪（40歳代男性，企業の管理職）

申請のための書類に不備があることを指摘すると激昂し，担当職員へ詰め寄る．「上司を出せ，お前じゃ話にならない」と大声で怒鳴り散らし，他の来訪者はその場の状況に耐え切れず，距離を取る．社会的地位も高く，通常のやり取りでは問題がないため，担当職員は困惑している．

- -

想定される障害と考えられる支援や対応

ケース3 　食事に関する囚われに悩む（高校2年生，女子）．

母親との関係不和がある．双子の妹と母親との関係は深く，本人と父親との関係は良好．陸上部の長距離選手で力を入れて取り組んでいる．3年前より過食嘔吐の状態が続き，精神科を受診．その後，寛解するものの，過食嘔吐が再発，深いうつ状態で不登校に陥り，再受診．

- -

想定される障害と考えられる支援や対応

---

2 いろいろなケースについて，単一の要因を原因として挙げることはできません．また，パーソナリティ障害は，いくつかのパーソナリティ障害が重なりをもって成立している場合もあります．上記のケースについても，「○○障害」と断定することは難しいですが，限定された情報をキャッチして，どのような特徴があるケースで，どのような障害（特に境界性パーソナリティ障害と自己愛性パーソナリティ障害）が想定でき，どのような支援や対応ができるのか，考えてみましょう．

索引

MEMO

MEMO

MEMO

MEMO

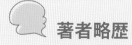 著者略歴

山蔦圭輔（YAMATSUTA Keisuke）
神奈川大学人間科学部人間科学科　准教授

2007 年早稲田大学大学院人間科学研究科博士後期課程修了，博士（人間科学），公認心理師・臨床心理士・専門社会調査士．早稲田大学人間科学学術院准教授，順天堂大学スポーツ健康科学部准教授，大妻女子大学人間関係学部准教授を経て，現職．主な著書に『ベーシック健康心理学―臨床への招待』（ナカニシヤ出版，2015 年），『こころの健康を支える臨床心理学』（学研メディカル秀潤社，2012 年）などがある．摂食障害予防や医療従事者の支援を専門とする．

本田周二（HONDA Shuji）
大妻女子大学人間関係学部人間関係学科社会・臨床心理学専攻　准教授

2009 年東洋大学大学院社会学研究科社会心理学専攻博士後期課程を単位取得満期退学後，神戸学院大学，鳴門教育大学，島根大学にて研究・教育を行う．2014 年東洋大学より博士（社会心理学）を授与．2016 年より大妻女子大学人間関係学部にて研究・教育に従事，現在に至る．主な著書に『公認心理師必携テキスト 改訂第 2 版』（学研メディカル秀潤社，2020 年），監訳書に『心理学大図鑑 THE STORY』（ニュートンプレス，2020 年）などがある．

メディカルスタッフのための
基礎からわかる人間関係論

2021 年 5 月 1 日　1 版 1 刷　　　　　　　　　　　　©2021

著　者
やまつたけいすけ　　ほんだしゅうじ
山蔦圭輔　　本田周二

発行者
株式会社 南山堂　代表者 鈴木幹人
〒113-0034　東京都文京区湯島 4-1-11
TEL 代表 03-5689-7850　　www.nanzando.com

ISBN 978-4-525-50451-9

A5045110101-A